KiWi 304

Über das Buch
Wer sagt, daß sie es nicht mehr tun?
Wer sagt, daß sie es nicht mehr wollen?
Wer kennt ihre Träume, Sehnsüchte und Lüste?
Frauen jenseits der 60 sollen Oma sein, sollen Mütter bleiben, denn wo keine Fruchtbarkeit, da keine Lust.
»Ich habe dieses Buch für mich geschrieben. Für mich und alle anderen Frauen, die wissen wollen, was uns erwartet, wenn wir im Alter unsere Sexualität leben wollen«, schreibt Renate Daimler im Vorwort.
Die Antworten, die die Autorin gefunden hat, sind so verschieden wie die 21 Frauen, die ihre Geschichte erzählen: Da ist zum Beispiel Christine, die mit 80 Jahren darum kämpft, daß ihr Liebhaber am Wochenende nicht zu einer anderen geht. Marie, die sich von ihrem Mann mit seiner Krankheit erpressen läßt und sich mit 64 Jahren nach einem neuen Partner sehnt. Carla, die mit 63 Jahren ihren ersten Orgasmus erlebt. Ruth, die ihrem jungen Freund Geld leiht und mit 83 Jahren oft stundenlang im Treppenhaus auf ihn wartet oder Klara, die mit 66 Jahren alle Männer in der Früh aus dem Bett wirft, weil sie keinem Mann einen Kaffee kochen will.
Was die Frauen berührend erzählen, hat Renate Daimler einfühlsam festgehalten. Aber sie schreibt auch über eigene Erfahrungen. Wie sie ihr »Frauenjahr« erlebt hat, ist in 30 kleinen Texten, manchmal nur als Gedanke oder als Bild eingefangen.

Die Autorin
Renate Daimler, geboren 1949, Schriftsstellerin, lebt in der Nähe von Wien.

Weitere Titel bei k & w
Kinder kriegen, 1986 (als Mitautorin).
Altern ist keine Krankheit, 1988 (als Mitautorin).
Kursbuch Gesundheit, 1990 (als Mitautorin).
Wie's den Männern mit den Frauen geht, 1992.

Renate Daimler

Verschwiegene Lust

Frauen über 60 erzählen von Liebe und Sexualität

Kiepenheuer & Witsch

Umschlag Rudolf Linn, Köln

Umschlaggestaltung Rudolf Linn, Köln
Gesamtherstellung Clausen & Bosse, Leck
ISBN 3 462 02298 9

Inhalt

Vorwort 11

»Ich empfinde jetzt viel tiefer und intensiver als in jungen Jahren.«
Christine F., 80 Jahre 15

»Wenn ich mit Männern zusammen bin, dann fühle ich mich nicht als Alte.«
Marie T., 64 Jahre 25

»Ich will den Respekt einer anständigen Erektion, nichts weiter.«
Dorothea Zeemann, 82 Jahre 33

»Ich hätte nie gedacht, daß Sex noch einmal so wichtig werden könnte.«
Juliane G., 68 Jahre 43

»Den Mann, bei dem ich Geborgenheit und Zärtlichkeit finde, den gibt es nicht.«
Hanna T., 79 Jahre alt 51

»Mit der Sexualität ist es wie mit dem Essen. Wenn man einmal gut gegessen hat, will man es immer wieder.«
Carla G., 73 Jahre 57

»Es ist ein Reißen und Stoßen, aber Liebe über alles.«
Ruth G., 83 Jahre 65

»Ich mag keine alte Haut. Alt bin ich selber.«
Klara M., 66 Jahre 75

»Zuerst kommt die Reife, aber dann kommt das Schrumpeln.«
Vivianne, 74 Jahre 83

»Ich habe mich immer nach einer Frau gesehnt, die weich und anschmiegsam ist.«
Käthe D., 77 Jahre 91

»Ich habe die Sexualität nur als Mittel eingesetzt, um die Beziehung zu erhalten.«
Magda S., 70 Jahre alt 103

»Unser Liebesleben hat sich im Laufe der Jahre verändert.«
Gerda Wasmuth-Pohley, 68 Jahre alt 113

»Das Schlimme ist, daß mit zunehmendem Alter und schwindenden Reizen die Ansprüche steigen.«
Rebecca L., 65 Jahre 121

»Ich habe schöne sexuelle Phantasien. Da wechseln die Männer, an die ich denke.«
Lena S., 75 Jahre alt 129

»Ich hole nach, was ich in jungen Jahren versäumt habe.«
Babette O., 71 Jahre 137

»Die Angst, keinen neuen Lebensgefährten zu finden, hat mich viel ertragen lassen.«
Claudia M., 65 Jahre alt 145

»Ich habe erst im Alter angefangen zu lieben – dann aber heftig.«
Marcella, 83 Jahre 155

»Ich unterdrücke meine Sehnsucht nach Zärtlichkeit, nach Sexualität.«
Judith, 71 Jahre 165

»Im Bett hab' ich die Initiative ergriffen, und er war glücklich darüber.«
Rosa L., 78 Jahre alt 173

»Ohne einen Mann im Bett möchte ich nie leben.«
Elisabeth H., 60 Jahre 181

»Die Monogamie ist eine Lüge.«
Lotti Huber, 78 Jahre 187

VORWORT

Wer sagt, daß sie es nicht mehr tun?
Wer sagt, daß sie es nicht mehr wollen?
Wer kennt ihre Träume, Sehnsüchte und Lüste?
Frauen jenseits der 60 sollen Oma sein, sollen Mütter bleiben, denn wo keine Fruchtbarkeit, da keine Lust.
Ich habe dieses Buch für mich geschrieben. Für mich und alle anderen Frauen, die wissen wollen, was uns erwartet, wenn wir im Alter unsere Sexualität leben wollen.
Unsere Mütter haben uns wenig darüber gesagt. Sie sind in einer Zeit groß geworden, in der man »darüber« nicht gesprochen hat.
Und so habe ich fremde Frauen befragt. Frauen, die mich nie mehr wiedersehen müssen, die mir – im Schutz der Anonymität – ihre Geschichte erzählt haben.
Ich habe viele Antworten gefunden. Alles ist möglich: die Dürre, die Fülle, die Resignation und der Mut zur Lust.
Das Jahr mit »meinen Frauen« war ein bewegtes Jahr. Nach kurzer Zeit hat es mir nicht mehr genügt, nur zuzuhören. Ich wollte selber erzählen, wollte die Bilder und Sätze, die sich in meinem Kopf festgesetzt hatten, mitteilen. Und so sind kleine Zwischentexte entstanden.
Keine der Frauen hat im Verlauf dieser langen, intimen Gespräche nicht wenigstens einen Satz gesagt, in dem ich mich wiedererkannt habe. Manchmal waren es Sätze, mit denen ich beschwingt weggegangen bin, die mich in dem bestätigt haben, wie ich lebe und bin. Manchmal waren es aber auch Sätze, die neue Fragen aufgeworfen haben. Die mir Lebensmuster gezeigt haben, die ich lieber nicht sehen wollte.
Ich habe auch gelernt, hinter die Worte zu hören. Ich habe gespürt, daß die Frauen nicht immer die Wahrheit sagen, daß

sie – so wie wir alle –, ohne es zu bemerken, durch kleine Unschärfen die Schmerzen lindern, dort, wo die Wirklichkeit zu weh tut.

Aber am wichtigsten in diesem »Frauenjahr« war für mich die Erkenntnis, wie oft wir uns selber daran hindern, lebendig zu sein.

Wie oft wir nicht tun, was wir wirklich wollen, weil »die Gesellschaft«, dieses anonyme Monster, hinter dem sich die Nachbarn, die Freunde, aber oft auch unsere Eltern und Kinder verbergen, uns nicht zugesteht, unsere Sehnsüchte zu erfüllen. So zu leben, wie es unseren Bedürfnissen entspricht.

Dieses Buch ist keine wissenschaftliche Abhandlung über das Sexualverhalten von Frauen.

Dieses Buch soll jenes Schweigen brechen, das sich in ein paar Jahren über unsere Lust legen wird – wenn wir uns nicht wehren.

Er aß eine Feige und beobachtete mich. Ich wußte, ich bin die Feige, und plötzlich war ich mir meiner Nacktheit bewußt. Ich wagte nicht, mich einzucremen. Die Berührung meiner Haut, das Öl, das meine Hüftknochen und meine langen Beine zum Glänzen bringen würde, erschien mir fast als Aufforderung, als obszöner Akt.
Er zeichnete mit einem Stöckchen Figuren in den Sand, sanft, zärtlich, erotisch. Alles, was er tat, war für mich bestimmt. Es war nur eine Frage der Zeit. Jetzt, oder in einer Stunde oder am Abend im Dorf, würde er mich ansprechen. Sein Schrei, mit dem er sich ins kalte Meer stürzte, war ein Lustschrei. Und als er sich breitbeinig in den heißen Sand warf und seine Genitalien reckte, hatten wir es fast schon getan. Warum nicht? Er war ein schöner Mann, vielleicht zwischen 65 und 70, schlohweißes Haar, sehniger Körper unter gebräunter Pergamenthaut. Und als er lässig angeschlendert kam, war das Lächeln des Siegers auf seinen Lippen.
In diesem Moment sah ich SIE. Ich hatte sie den ganzen Nachmittag nicht bemerkt. Sie saßen unter den Büschen, die Hände über den Brüsten verschränkt. Fast schamhaft, als ob der Nacktbadestrand nur den Jungen, den Schönen gehören könnte. Quer über den Oberschenkeln lagen Tücher, mit denen sie ihre Blöße verdeckte. Und schon die Art, wie sie in kleinen Schlucken Mineralwasser aus ihrer Plastikflasche tranken, vorsichtig, zögernd, halb um Entschuldigung bittend für

ihre Existenz, machte sie unsichtbar. Die beiden Frauen mochten vielleicht 50 oder 55 sein. Schlank, mit zarten, hübschen Gesichtern und einem Ausdruck von Resignation in den Augen, als der alte Mann auf mich, die nicht einmal Vierzigjährige zuging.
Meine erotischen Gefühle waren mit einem Schlag weg. War es das, was mich in 10 oder 15 Jahren erwartete? Würde auch ich anstatt frei zu wählen hinter den Büschen sitzen? Ich nahm mein Handtuch und rannte in der sengenden Mittagshitze den steilen Weg zum Dorf hinauf. Der Mann, den ich liebte, saß im Schatten und las. Ich nahm ihn wortlos bei der Hand. Mit einer Gier und Verzweiflung, die ich noch nicht kannte, stürzte ich mich in seine Arme, um mir jetzt, wo ich noch jung und begehrenswert war, sofort und unersättlich alles zu nehmen, was mir später verwehrt sein könnte.

Der Gedanke, wie es wirklich ist, was ältere Frauen empfinden, wie sie lieben oder leiden, hat mich seither nicht mehr losgelassen.

»Ich empfinde jetzt viel tiefer und intensiver als in jungen Jahren.«

Christine F., 80 Jahre

Kann eine Frau in einer solchen Umgebung ein Liebesleben haben? In diesem kleinen, idyllischen Nest, mitten im Spessart? In dem jeder jeden kennt und die Moral vom Pfarrer bestimmt wird?
Ich habe Mühe, das Haus zu finden. Versteckt und fast verschlungen von wuchernder Natur liegt es außerhalb des Ortes, in dem sich im Sommer die Stadtmenschen erholen.
Christine öffnet mir die Tür. Sie scheint gewöhnt, daß Menschen bei ihrem Anblick überrascht sind und kommt meiner Frage zuvor: »Ich weiß, ich sehe viel jünger aus. Das kommt daher, weil ich so intensiv gelebt habe. Ich lebe schrecklich gern ...«
Man merkt ihr die Leidenschaft, mit der sie dieses Leben gelebt hat, auf den ersten Blick nicht an. Alles ist wohlgeordnet. Die Sprache, das Aussehen, die wunderschöne, bürgerlich eingerichtete Wohnung. Aber wenn sie erzählt, dann lachen und weinen ihre Augen, dann bewegt sich alles an ihr, und man läßt sich gerne mit bewegen.
Während ich bei Christine bin, ruft zweimal ihr Liebhaber an. »Er will heute noch vorbeikommen und mit mir reden. Ich habe ihn wieder einmal rausgeworfen. Er ist ein phantastischer Liebhaber. Aber das reicht mir nicht. Ich will eine Partnerschaft. Er hat neben mir noch eine andere Frau, die ihm am Wochenende die Wäsche wäscht und für ihn kocht. Wir haben uns schon dreimal getrennt. Aber er kommt immer wieder, und dann werde ich schwach, dann bin ich verloren. Ich sollte wohl besser eiserne Hosen anziehen.«

Ich habe meinen ersten Mann geheiratet, weil er so gut aussah und phantastisch tanzen konnte. Meine Freundinnen waren alle schon verheiratet, und ich saß mit 23 immer noch auf meiner Unschuld herum.
Mein Vater hat mich gewarnt. Er hatte herausgefunden, daß Mischa Schulden machte, daß er faul war und nicht arbeiten wollte, daß er sich überall Geld borgte und seinen Eltern auf der Tasche lag. »Du bist verblendet. Da kann keine Ehe

draus werden«, hat er damals gesagt. Er hatte recht. Aber wer will denn das als junges Mädchen schon hören?
Kaum hatten wir die erste Wohnung, kam nur noch der Gerichtsvollzieher. Nach vier Wochen waren alle Möbel, die ich in die Ehe mitgebracht hatte, gepfändet.
Unsere sexuelle Beziehung war nach eineinhalb Jahren kaputt. Aber ich habe es trotzdem 13 Jahre mit ihm ausgehalten. Mein Mann hatte einen Hang zu Straßenmädchen. Wenn ich vom Urlaub nach Hause kam, waren immer andere Frauen da. Meine Kleiderschränke haben sie ausgeräumt, meine Schuhe waren weg ... Es war ein furchtbares Leben.
Ich wollte mich scheiden lassen, aber er war dagegen. Später habe ich erst verstanden, daß er mich als Alibi brauchte, um das viele Geld zu erklären, das plötzlich da war. Er hat allen erzählt, daß ich eine reiche Erbin sei.
Ich habe mir wenig Gedanken gemacht, woher das Geld kam. Ich war einfach froh, daß die Not zu Ende war. Ich habe schöne Reisen an die Ostsee und an die Nordsee gemacht und es mir gut gehen lassen. Der Mann hat mich schon lange nicht mehr interessiert.
Plötzlich wurde ich verhaftet. Man warf mir vor, daß ich seine Komplizin sei. Er hatte während des Krieges die Wehrmacht und die Kriegsmarine betrogen und vom Traktor bis zum Radio alles gestohlen, was nicht niet- und nagelfest war. Bei der Vernehmung durch den Staatsanwalt war mein Mann zum ersten Mal in seinem Leben anständig und hat ausgesagt, daß ich mit seinen dunklen Geschäften nichts zu tun hatte.
Er kam ins Zuchthaus, und ich habe mich scheiden lassen. Ich habe nie mehr etwas von ihm gehört.
Ich war plötzlich wieder arm. Sparbücher weg, alles weg. Jahre hinweg habe ich nur gearbeitet. In einer Backwarenfabrik als Betriebsleiterin.

Meinen zweiten Mann traf ich bei Freunden. Ich habe ihn gesehen und gewußt: »Das ist er.« Er kam in einem grauen, eleganten Anzug, schwarzhaarig, bildschön. Wir haben geflirtet, es hat sofort gefunkt. Aber er war mit seiner Freundin da. Doch wie es das Schicksal will, mußte die Freundin am nächsten Tag mit einer akuten Blinddarmentzündung ins Krankenhaus.
Pierre kam zu mir und blieb acht Tage. Daraus wurde dann eine Ehe.
Er war ein Traummann, aber er war kein Kaufmann. Er war von seinen Eltern zum Playboy erzogen worden. Mit 18 hatte er schon seinen ersten amerikanischen Wagen, ein Reitpferd und ein Segelboot. Seine Eltern waren so reich, daß er nie arbeiten mußte. Er hat auch nicht viel gelernt.
Die nächsten Jahre waren Jahre der Liebe und des Glücks. Unsere Wohnung nannten wir nur das »Heim der Glückseligkeit«.
Nach sechs Jahren kamen die Schatten. Als Pierres Kompagnon mit dem ganzen Geld abgehauen war, waren wir plötzlich arm und hatten gar nichts mehr. Er konnte sich überhaupt nicht helfen. Er war unfähig, Geld zu verdienen. Das Mädchen wurde entlassen, der Hund verschenkt, weil wir die Hundesteuer nicht mehr bezahlen konnten. ...
Unsere »guten« Freunde wollten nichts mehr von uns wissen. Wir haben uns mit allen möglichen Arbeiten durchgeschlagen, aber oft wurden wir abgelehnt, weil wir »zu fein« waren. Wir vegetierten dahin. Das einzig Beständige war unsere Liebe zueinander.
Er war 48 Jahre alt, als er starb. Ich war 50 und hatte geglaubt, daß mich mein Mann bis an mein Lebensende begleiten wird. Sein Tod war ein Schock. Ich fand ihn auf dem Balkon nach einem Schlaganfall. Eine Woche später war er tot.
Ich wollte nicht mehr leben. Jedes Buch, jeder Stuhl, jeder Aschenbecher haben mich an ihn erinnert. Ich habe jede

Nacht geträumt, daß wir wieder vereint sind, und dann war ich glücklich.
Heute weiß ich nicht mehr, warum ich drei Jahre später wieder geheiratet habe: War es reine Vernunft, war es die Hoffnung auf eine Wiederholung des Glücks, oder war es das Bedürfnis, Schutz und Sicherheit zu finden?
Arnold war der Verehrer meiner Freundin. Er wollte sie unbedingt heiraten. Sie wollte ihn aber nicht, und er machte Schluß mit ihr.
Kurze Zeit später lud er mich nach Köln ein und machte mir im Taxi einen Heiratsantrag. Ich sagte zu ihm: »Sind Sie komplett verrückt? Vor drei Wochen waren Sie noch in meine Freundin verliebt, und jetzt soll ich Ihre Ehefrau werden? Soll sie die Frau von Stein sein, und ich bin die Vulpius, die nur kocht und wäscht? Dafür bin ich nicht geeignet. Lassen Sie mich nach Hause fahren.«
Mein Hausarzt, der Arnold kannte, sagte: »Einen besseren können Sie nicht finden. Daraus werden oft die dauerhaftesten Ehen.«
Er hatte recht. Es wurden die 20 glücklichsten Jahre meines Lebens.
Ich war 53, und er war 12 Jahre älter. Er war so liebevoll und so fürsorglich. Ich habe mich bei ihm unendlich geborgen gefühlt. Unser Liebesleben war keine wilde Sache. Aber er war zufrieden, und ich war zufrieden. Bis er eine Herzoperation hatte und nicht mehr durfte. Die Professoren haben mir gesagt, ich soll nicht mehr mit ihm schlafen, und weil ich ihn behalten wollte, habe ich ihn geschont. Aber ich habe nichts entbehrt. Er war ein Mann, wie es sie heute nicht mehr gibt. Ich war umhegt, ich war umsorgt, ich hatte eine Schulter zum Anlehnen. …
Und dann habe ich ihn innerhalb von Sekunden verloren. Er ist vor der Haustüre umgefallen und war tot. Wir hatten unsere Koffer schon im Auto und wollten auf Urlaub fahren.

Ich war wie amputiert. Ich habe vier Jahre lang nicht geweint. Ich wurde so krank, daß ich zweimal im Sterbezimmer des Krankenhauses lag. Aber irgendwie habe ich überlebt. Ich habe mir meinen ganzen Kummer von der Seele geschrieben. Ich habe mir selber mein ganzes Leben erzählt, und als ich fertig war, wurde ich wieder gesund.
Ich war 76 und hatte mein Leben eigentlich schon gelebt. Daß noch einmal etwas Neues passiert, damit hatte ich nicht gerechnet.
Hier im Ort lernt man keine Männer kennen. Es gibt natürlich eine ganze Menge Männer, aber die haben alle ihre Ehefrauen. Wir sind gut befreundet, aber es ist nichts zum Anlehnen, nichts Eigenes.
Da bin ich auf die verrückte Idee gekommen, auf eine Zeitungsannonce zu antworten. Da haben sich Institute gemeldet, die mir Männer angeboten haben. 14 oder 15 habe ich mir angeschaut. Alles Schrott.
Es gibt nicht so viele nette Männer. Männer, die ich mag. Und einen viel jüngeren will ich auch nicht. Fünf Jahre Altersunterschied, das merkt keiner. Aber noch jünger – dazu bin ich zu eitel. Ich bin nackt einfach nicht mehr so schön wie früher. Aber für einen gleichaltrigen reicht es noch lange. Ein Mann mit 75 oder 80 ist ja auch kein Adonis. Entweder hat er einen Bauch oder Krampfadern. ...
Der Luis hat sich auch auf die Annonce gemeldet. Er war der einzige, der mir gefiel. Ich habe ihn vom Fenster beobachtet, wie er aus dem Auto stieg und gewußt: »Das ist er.«
Es hat ein ganzes Jahr gedauert, bis es zu etwas gekommen ist. Entweder war er schwer von Begriff, oder er hatte mir gegenüber Hemmungen, weil ich so sicher auftrete.
Ich habe sofort gewußt, daß ich ihn will. Wir sind total im

Einklang. Er fühlt wie ich, er ist humorvoll, er lacht und tanzt gern. ... Bei meiner Lebendigkeit brauche ich so einen Mann. Er ist zwei Jahre jünger als ich, ein gutaussehender Mann, sehr gepflegt, mit einer wunderbaren Haut.
Eines Tages saß ich auf dem Balkon, in einem Rock, die braungebrannten Beine hochgelegt. Da hat es ihn gepackt und mich auch. Mitten am sonnigen Tag. Wir sind ins Schlafzimmer gegangen. Wortlos. Von dem Tag an war ich ihm verfallen und bin es immer noch.
Von allen Männern, die ich gekannt habe, ist er der einzige, bei dem ich völlig hemmungslos sein kann. Eigentlich sollte ich aus diesem Alter heraus sein. Aber ich bin es nicht. Ich habe unglaublichen Spaß dran. Seine Art, Liebe zu machen, ist wunderbar. Ich bin Wachs in seinen Händen, wenn wir im Bett zusammen sind. Es ist eine späte Erotik, die da plötzlich zum Durchbruch kommt, und ich empfinde jetzt viel tiefer und intensiver als in jungen Jahren. Ich liebe ihn! Für ihn ist es genauso. Er war schon impotent, und ich habe ihn wieder potent gemacht.
Wir könnten ein herrliches Leben haben, wenn nicht die Bratkartoffel wäre. Sie ist eine Frau, die er schon drei Jahre länger kennt als mich, bei der aber nichts mehr läuft. Er erzählt mir immer, daß er mit ihr gar nicht mehr kann, daß er nicht einmal mag, wenn sie seine Hand anfaßt.
Ich glaube ihm, daß es eine reine Versorgungsbeziehung ist, eben eine Bratkartoffelliebe. Zumal sie auch noch dumm sein soll. Und aussehen tut sie wie Methusalem. Ich habe einmal ein Bild von ihr gesehen.
Aber er fährt jedes Wochenende zu ihr, und sie kocht für ihn und wäscht für ihn und betet ihn an. Ich liege ihm nicht zu Füßen. Ich bin keine Frau, die vor einem Mann kniet und sagt: »Nun nimm' mich doch endlich.« Aber ich müßte ihm doch trotzdem so viel wert sein, daß er die andere verläßt.
Am Anfang war die Bratkartoffel gar nicht so wichtig. Bis er

dann im Winter einmal zu ihr gefahren ist und sich auf dem Eis die Schulter ausgerenkt hat. Er mußte 14 Tage liegen. Sie hat ihn gepflegt, und da hat sie ihn sich gekrallt.
Ich habe schon ein paar Mal gedacht, ich kriege ihn doch ganz. Aber dann passiert immer irgend etwas mit ihr, und er muß hinfahren. Sobald er zwei Wochenenden wegbleibt, markiert sie Herzanfälle und tyrannisiert ihn damit.
Sie weiß von mir nichts. Das ist auch etwas, was mich kränkt. Ich muß mir alles anhören, und sie darf von nichts etwas erfahren. Das ist doch feig! Ich wäre sogar damit einverstanden, ihn mit ihr zu teilen. Dann müßte er aber seine Wochenenden gerecht aufteilen.
Und schlafen tut er sowieso nicht mit ihr. Ich bin tolerant in jeder Beziehung, nur nicht im Bett. Also wenn ich wüßte, daß er es mit ihr auch tut, dann wäre es aus. Das würde mich kränken.
Er liebt nur mich. Das kann ein Mann nicht lügen. So viel Zärtlichkeit, so viel Erotik ... Das muß echt sein, das spüre ich.
Von der Bratkartoffel trennt er sich trotzdem nicht. Er ist hin- und hergerissen, er weiß nicht, was er will. Er will mich. Er erzählt mir immer wieder, daß er sie verläßt und zu mir zieht. Aber er kommt nicht von ihr weg. Wenn die Frau bei ihm anruft und ihn nicht erreicht, weil er gerade in meinem Bett liegt, dann hat er ein ganz schlechtes Gewissen. Sie ist wie seine Mutter.
Gestern habe ich ihm wieder einmal ein Ultimatum gestellt. Ich will so nicht mehr! Ich kann doch nicht mit einem Mann im Bett liegen, der mir erzählt, wie gut die andere ihn bekocht! Er ist meine letzte Liebe. Noch eine will ich nicht mehr. Aber ich will auch nicht mehr die zweite Geige spielen. Ich will nicht mehr sein Betthäschen sein!

Auf dem »Feldherrenhügel« ist Kaffeestunde. Seit sie in Pension sind, kommen sie den ganzen Sommer auf die Wiese im Schwimmbad, von der sie alles überblicken können. Die Mama, die Tante Lisa, die Tante Klara und ihre Freundinnen.

Das Manuskript von Verschwiegene Lust geht von Hand zu Hand. »Wozu schreibst Du das eigentlich?«, sagt Tante Klara. »Das ist doch die banalste Sache der Welt. Natürlich haben wir ein Liebesleben, natürlich ist es nie vorbei. Das ist doch gar nicht erwähnenswert.«

»Und warum wissen wir dann nichts davon? Warum habt ihr uns immer glauben lassen, daß ihr geschlechtlose Wesen seid?«

»Weil man es tut und nicht darüber spricht. Weil nur die Schamlosen, die Geschiedenen und die Künstlerinnen ihr Liebesleben vor Fremden ausbreiten«, sagt eine der Freundinnen.

»Und was ist mit uns, euren Kindern? Sind wir auch Fremde?«

»Nein«, sagt die Mutter. »Aber mit Kindern spricht man darüber nicht.«

Der Satz ist plötzlich wie der Schlüssel zu einem neuen Land. Viele Male haben sie ihn gesagt und sich dabei angesehen, die Mutter und die Tante Lisa:

»Sie haben es fein miteinander«, sagten sie über die Traude und den Ernst, die »nur« Bergkameraden sind.

»Aber sonst haben sie es fein miteinander«, sagten sie über die Cousine, die immer mit ihrem Mann streitet.

Und jetzt, nach so vielen Jahren, verstehe ich endlich seine Bedeutung:

»Es stimmt nicht«, sagt die Tante Lisa, »daß wir nicht darüber reden. Wir haben nur ein anderes Vokabular. In unserer Generation war Sexualität ein Tabu. Wir konnten nicht einfach sagen: »Die haben miteinander geschlafen« oder all die anderen Ausdrücke, die ihr heute verwendet. Wir haben immer gesagt:

»Die haben es fein miteinander«.

»Wenn ich mit Männern zusammen bin, dann fühle ich mich nicht als Alte.«

Marie T., 64 Jahre

Marie sieht mich mit ihren klaren, forschenden Augen an. Ganz gelassen, die Hände entspannt im Schoß, sitzt sie mir gegenüber. Der weite Baumwollrock, in dem sich das Blau ihrer Augen wiederholt, bauscht sich um ihre breiten Hüften. Dezent lackierte Zehennägel in bequemen Sandalen, ein hellroter Lippenstift. »Ich gebe wenig Geld aus für Kosmetik«, sagt sie. »Ich habe nur eine einzige Creme. Meine Schönheit kommt von innen.«
Später liegen wir auf einer Wiese, mitten im Vogelgezwitscher. »Es ist unglaublich, was die Natur sich alles von uns gefallen läßt. Die Vögel singen immer noch. Sie sind wie ich. Ich sehe alles positiv.«

Mein Mann ist eine Herrennatur. Heute sagt man Macho dazu. Er kommt aus einer Offiziersfamilie. Da wurden die Frauen nur als Unterlage benützt. Geheiratet hat man dann standesgemäß. Da ist viel Verlogenheit dabei.
Und obwohl er sich im Laufe der Jahre gewandelt hat, diese gewisse Grundstruktur des Herrschen-wollens hat er beibehalten. Er konnte sich nie ganz öffnen. Auch nicht den Kindern.
Die Erziehung hat er total mir überlassen. Jede gute Note wurde mit Geld belohnt, das war sein pädagogischer Beitrag. Er war zwar vorhanden, aber er war nicht wirklich anwesend. Die Kinder haben das gemerkt.
Ich habe mit 30 geheiratet. Am Anfang hat alles gestimmt. Auch im Bett. Ich habe meinen Mann geliebt.
Nach zwei Jahren kamen die beiden Kinder, und nach fünf oder sechs Jahren war es vorbei. Da war ich nur noch die Mutter und bin es bis heute geblieben. Wir haben eine Zeitlang in der Schweiz gelebt, da werden Mütter »das Mami«

genannt, sie werden versachlicht. Frauen, die Mütter sind, können nicht mehr Geliebte sein. Mit einer Mutter zu schlafen, das ist wie Inzest, das können die Männer nicht verkraften.

Mein Mann war beim Arzt, der hat ihm gesagt, daß er an »selektiver Impotenz« leidet. Das heißt, er kann nur mit einer bestimmten Frau nicht. Und das war ich. Der Arzt und er haben das natürlich medizinisch erklärt, aber ich habe immer gewußt, daß es seelisch war. Mein Mann hat wenig darüber geredet. Er hat einfach gesagt: »Mit dir kann ich nicht«. Es lag nicht an mir. Ich habe mich um eine Partnerschaft bemüht, aber es hat nicht geklappt. Ich habe mit diesem Mann eine schwere Zeit gehabt, jahrelang.

Aber erst, als er so zu mir war, daß er meinen innersten Kern getroffen hat, bin ich aufgewacht. Er hat zu mir gesagt: »Ich bin jetzt ein erfolgreicher Geschäftsmann. Dazu gehört, daß ich eine Freundin habe. Und du hast dich damit abzufinden.«

Damals war die Situation für eine Frau noch nicht so wie heute, daß man einfach gesagt hat: »Jetzt ist Schluß, ich stelle mich auf eigene Füße.« Wenn ich nur meine Situation als Frau betrachte, dann hätte ich damals weggehen müssen. Aber es ist gut, daß ich geblieben bin. Denn wenn ich das nicht alles durchgemacht hätte, dann wäre ich wahrscheinlich nicht die, die ich heute bin. Leid ist ja auch eine Möglichkeit zur Entwicklung.

Die Sexualität ist mir abgegangen. Ich habe genau gewußt, was ich vermisse. Aber weil ich nicht mehr ganz jung war, als die Kinder kamen, konnte ich das Leben mit den Kindern sehr genießen.

Erst als er mich in die Ecke gedrängt hat, erst als er gesagt hat: »Die Alte soll Ruhe geben, ich habe sie zur Mutter meiner Kinder gemacht, und damit hat sie ihre Funktion erfüllt«, da bin ich ausgeschert.

Ich war verzweifelt und unglücklich, da hat mir meine Mutter gesagt: »Kind, du mußt auf dich schauen, du mußt gesund und aktiv bleiben.«
Da habe ich mir meinen ersten Liebhaber genommen. Das hat mir mein Selbstvertrauen wiedergegeben und mich in meinem Frausein bestätigt. Ich hatte einige schöne Begegnungen im Laufe meiner Ehe. Mein Mann weiß gar nicht, was ihm an mir als Geliebte entgangen ist!
Für mich ist Sexualität immer mit Erotik verbunden und mit Romantik. Ich bin keine Frau, die sich zur Lustbefriedigung den Briefträger hereinnehmen kann. Das wäre für mich undenkbar.
Ich habe dann einen Mann getroffen, mit dem ich eine sehr beglückende Beziehung hatte, die viele Jahre gedauert hat. Es war eine romantische Leidenschaft. Wir haben wie auf einer Insel gelebt. Es war wunderbar. Er hat mir Gedichte geschrieben, er war ein sehr künstlerischer Mann. Ich war seine Muse.
Unsere Beziehung hatte keine Zukunft, weil er verheiratet war. Wenn seine Frau draufkommt, hat er immer gesagt, das wäre für sie tödlich. Und ich habe dann gesagt: »Das hab' ich auch einmal gedacht und bin nicht daran gestorben.«
Alles ging gut, solange er berufstätig war. Wir haben uns immer in seiner Mittagspause oder nach der Arbeit getroffen. Die Geschichte war zu Ende, als der Mann in die Rente ging. Da hatte er kein Alibi mehr. Er hat es nicht geschafft, sich einen Freiraum zu nehmen, damit wir uns regelmäßig sehen konnten.
Seine Ehe war wie ein Gefängnis. Er war so an diese Frau gekettet, daß er nicht einmal diesen winzigen Schritt – eine Stunde für sich und mich – tun konnte. Was diese Frau mit dem Mann gemacht hat, war ein Irrwitz. Aber wenn Schienen so festgefahren sind, dann ist alles möglich. Dann

gibt es das auch, daß man den Partner als Besitz betrachtet, wie einen Schrank oder eine Antiquität. »Das ist meins.«

Das Auseinandergehen war wie ein Sterben für mich. Aber ich wollte keinen Mann, der nicht genug Zeit für mich hat.

Und jetzt, wo ich keinen Liebhaber habe, kann ich immer noch davon zehren. Wenn sich wieder so etwas ereignen könnte, das wäre schön! Aber ich bin sehr verwöhnt durch diese Beziehung. Dieser Mann hat mir auch geholfen, meine Ehe zu ertragen.

Ich habe oft daran gedacht wegzugehen. Aber immer, wenn ich genug hatte, wenn ich gesagt habe, »jetzt geht es nicht mehr«, ist etwas geschehen, das mich zurückgehalten hat.

Vor vier Jahren hat mein Mann einen Herzinfarkt gehabt. Jetzt ist es zu spät. Er ist zwar noch kein Pflegefall, aber das ist nur noch eine Frage der Zeit. Er raucht und trinkt weiter und bringt sich in kleinen Dosen um. Wenn wir einen Konflikt haben, sagt er immer, »nimm Rücksicht auf mich, du weißt doch, daß ich krank bin«.

Ich setze alles daran, gesund zu bleiben. Ich ernähre mich vernünftig, ich gehe turnen, ich bin geistig beweglich.

Er hat sich für die Krankheit entschieden. Er versteht nicht, daß man selber etwas tun muß. Er hat sich ein Schattendasein geschaffen.

Ich habe mir seit unserer Trennung als Mann und Frau ein eigenes Leben aufgebaut und bin nicht gewillt, das ganz aufzugeben, um ihn zu pflegen. Viele Dinge, die mir Spaß machen, kann ich ohnehin nicht tun. Reisen zum Beispiel.

Immer wenn ich mir Zeit nehme und mich von ihm entferne, dann passiert etwas, und er wird ins Krankenhaus eingeliefert. Er erpreßt mich mit seiner Krankheit.

Ich habe das Gefühl, er bestraft mich für die Freiräume, die ich mir nehme, indem er krank wird.

Die Chance des Älterwerdens – daß man sich entwickelt, daß man auf Grund der Lebenserfahrung mehr sieht, mehr wahrnimmt und positiver wird –, nach dieser Chance greift er nicht. Sein Horizont wird durch seinen Egoismus immer kleiner. Wenn ich länger mit ihm zusammensein muß, dann flüchte ich mich in Arbeit. Ich überdecke viel mit Arbeit, mit Lesen, mit Gedanken, mit Innenleben. Ich wende mich der Natur zu.

Ich hätte gerne wieder einen Partner. Gefühle sind für mich sehr wichtig. Streicheln, eine kleine Geste, ein Liebesbrief könnten mir schon Glückseligkeit bringen. Und ich merke, daß das auch immer noch möglich ist. Wenn ich mit Männern zusammen bin, dann fühle ich mich nicht als Alte. Ich versuche meinen Körper zu erhalten, und ich nehme mich so an, wie ich bin. Viel mehr als früher. Bedenken, meinen Mann zu betrügen, hätte ich auch keine. Ob der Mann jünger oder älter ist, ist nicht von Bedeutung. Ein viel jüngerer könnte im Moment sehr erotisch sein. Aber die geistige Verbindung stimmt eher bei Männern der eigenen Generation. Es ist wichtig, daß man nicht nur auf die Karosserie schaut, die auf jeden Fall irgendwann abgenützt wird, sondern auch auf das Innenleben.

Wenn ich Männer höre, die sagen »entsetzlich, eine gleichaltrige Frau«, dann denke ich mir immer, mein Gott, die sind auch in ihrer Entwicklung stehengeblieben, die sehen die Begegnung zwischen Mann und Frau auf einer Ebene, die ich nicht teilen kann.

Aber natürlich sind die Chancen in unserer Gesellschaft ungleich verteilt. Einer älteren Frau sind gesellschaftliche Grenzen gesetzt, die sie zuerst überwinden muß, wenn sie einen Mann haben will.

Ich verwende meine Energie darauf, daran zu glauben, daß alles besser wird. Älter werden ist eine Arbeit an sich selbst. Auch im Hinblick darauf, daß man nicht in Konkurrenz tritt mit den Jungen, denn dann muß man scheitern. Man muß lernen, mit der Zeit, die man noch auf dieser Welt hat, nutz-

bringend und positiv umzugehen. Man kann sich immer entscheiden, ob das Glas halbvoll oder halbleer ist. Ich habe mich für das halbvolle Glas entschieden.
Aber im Frühjahr und im Herbst werde ich depressiv. Diese Sehnsucht im Frühling, sich wieder zu verlieben, sich neu zu öffnen. Diese Sehnsucht im Herbst, daß einer da ist, in den kalten Winternächten, ein richtiger Partner, ein Gleichgesinnter. ...

Es war einer von diesen Tagen, an denen die Welt mir gehörte. Die Sonne schien nur für mich, und der Wind legte den Duft von frisch gemähtem Gras auf die steinerne Stadt. Die blankgeregneten Gehsteige waren meine Bühne.
Ich sah die zwei Männer, jung und gutaussehend. Sie saßen im Restaurant und sahen mir zu, wie ich mich durch die engen Tische schlängelte. Wir lächelten uns an. Einfach so. Weil es ein schöner Tag war, weil sie nette Männer waren, weil ich eine attraktive Frau war.
Als einer der beiden – mit einem »Hallo, wie geht's?« – meine Hand im Vorübergehen festhielt, war ich überrascht. Woher kannten wir uns? Von belanglosen Gesprächen an einer Bar, vom small talk auf einem Fest?
Ich lächelte entschuldigend: »Tut mir leid, ich weiß im Moment nicht, woher wir uns kennen?«
Er strahlte mich an und sagte: »Wir kennen uns nicht, aber ich habe Lust, Sie kennenzulernen.«
Zwei Stunden später beim Frisör:
Ich bin immer noch gut gelaunt. Das Erlebnis mit dem hübschen jungen Kerl hat mir gut getan.
Ich erzähle meinem Figaro die Geschichte von den beiden Männern, und er sagt ungerührt: »Wahrscheinlich haben die beiden Knaben vereinbart, daß sie die erste Frau, die hereinkommt, ansprechen. Egal, wie alt sie ist.«

Ich bin sprachlos. Mein Blick wandert zu seiner Freundin. Einem blondgelockten, zartgesichtigen Engel. Hübsch anzusehen, wie sie mit Hingabe Lockenwickler nach Lockenwickler setzt. Unschuldig und jung. Der Frisör ist in meinem Alter. Vierzig vielleicht, vielleicht auch älter. Für ihn ist es selbstverständlich, daß eine Zwanzigjährige ihn begehrt.
Und was ist mit mir? Und all den anderen Frauen? Ist es so absurd, daß uns ein Mann begehrenswert findet, der 20 Jahre jünger ist? Wenn wir mit 40 alt sind, wie wird es dann mit 60 sein?

»Ich will den Respekt einer anständigen Erektion, nichts weiter.«

Dorothea Zeemann, 82 Jahre

Ihre Wohnung an der Ausfahrt zur Westautobahn ist klein und mit Büchern vollgestopft. »Ich möchte keinen Besitz haben, kein Haus. Das bindet mich an eine Ordnung. Diese Wohnung hat mich nie gebunden. Ich wollte immer von einer Sekunde auf die andere wegfahren können und nicht vorher Haus und Hof bestellen.«

Es ist immer noch dieselbe Wohnung, in der sie Heimito von Doderers Geliebte war. In dieser Wohnung sind auch die Texte entstanden, die eine ganze Nation empörten: »Wie kann man beschreiben, daß der große Dichter vor dem Liebesakt sein Gebiß herausgenommen hat«, wurde die Zeemann angefeindet. Da hat sogar weniger Aufsehen erregt, daß Doderer sie mit Seidenbändchen peitschte.

Dorothea Zeemann lacht bei der Erinnerung daran und sagt: »Ich bin gern persönlich. Unpersönlich kann man sein, wenn man tot ist. Vielleicht müßte man mehr Rücksicht auf die Leser nehmen. Aber das kann ich nicht. Ich schmeiß' mich einfach hin«.

Sie öffnet die Terrassentür. Draußen fahren die Autos vorbei. »Mich stört der Lärm nicht. Ich genieße ihn. Ruhig ist es im Grab.«

Die wichtigsten Männer in ihrem Leben stehen auf dem Schreibtisch. Gerahmt und in den besten Jahren. »Das waren noch Männer«, sagt sie. »Die heutigen Männer sind armselige Knaben. Verlassen von der Vorstellung, dominant zu sein. Und jetzt halten sie sich mühsam aufrecht. Das wirkt nicht überzeugend. Die, die ich wirklich liebe, die wissen das, und deshalb leiden sie.«

Später ruft einer von denen, die sie wirklich liebt, an. »Könntest Du es ertragen, mich zum Arzt zu bringen, ohne grantig zu werden?« sagt sie ins Telefon. Und ist zufrieden, daß er es kann. »Sehen sie, das mach' ich heute mit den jungen Männern – ich lasse mich zum Arzt chauffieren.«

Sie mustert mich eindringlich. Mit Augen, die alles sehen und die ihre Männer so schlecht ertragen konnten: »Ich habe einen kritischen Blick, das mögen sie nicht. Ich war immer zu aufrichtig. Und

im allgemeinen Verständnis über ein Liebesleben hat die Aufrichtigkeit keinen Platz.«
Sätze aus ihrer Biographie Jungfrau und Reptil drängen sich auf:
»Tief im Inneren bin ich gegen Frauen, die so sind wie ich, die schreiben und lesen und zu denken versuchen. Ich bin ganz und gar darauf eingestellt, vom Mann abzuhängen. Hetäre, Geisha, irgendeine Art von Schuhfetzen bin ich gerne, und da hab ich nun ein Buch in der Hand und finde es genierlich, daß ich der Autor sein soll.«
»Ich habe Achtung vor dir«, das sagt Rudolf. Das sagt Karl. Was fang ich nur damit an? Ich will den Respekt einer anständigen Erektion, nichts weiter.
Warum bin ich nicht winzig, stupsnasig und hilflos?«

Eine Frau darf keinen Verstand haben. Wenn sie ein kleines Blöderl ist, dann ist sie gebrauchsfertig und gebrauchsfähig. Und je klüger einer ist, desto eher fühlt er sich kastriert, wenn die Frau auch klug ist. Sie haben mich richtiggehend dadurch geehrt, daß sie mit mir nicht ins Bett wollten. Mit einer klugen Frau geht man nicht ins Bett, dafür sind die Dummen da.
Wenn sie eine Frau achten, dann fühlen sie sich dauernd von ihr beobachtet. Bei einer dummen Trutschen ist ihnen das wurscht. Sie brauchen unbedingt den Erfolg und müssen auf einem Podest stehen. Das kratzt man an, wenn man selber Verstand hat. Das darf nicht sein. Sie sind sooo eitel.
Ich bin der Meinung, daß die Frau besser ist als der Mann und daß sie deshalb auf dieses kleine Kind Mann achtgeben muß. Das habe ich als Prägung mitbekommen. Meine Mutter hat das Heft fest in der Hand gehabt. Mein Vater war ein starker, schöner Mann und ein Säufer und sooo klein. Und so sind sie alle.
Nach dem ersten Erlebnis mit einem Mann war ich krank. Liebeskrank. Da habe ich ja noch gar nicht gewußt, mit wem ich im Bett liege. Man kennt ja einen Menschen überhaupt nicht. Meistens kennt man ihn erst nach der Scheidung.

Aber wenn man jung ist und wenn einer da ist, der zufällig auch noch hübsch und gescheit ist, dann ist das die Erfüllung. Und so habe ich geheiratet. Soll es eine Illusion gewesen sein. ... Aber es hat 19 Jahre gedauert.

Dann hat er sich eine andere genommen. Er hat mich nicht betrogen. Er hat gesagt: »Das mußt du doch verstehen. Es nützt sich ab, und sie ist jung und schön und eine Offenbarung.« Ich habe es verstanden. Sie hat mir auch gefallen.

So weit habe ich mir im Leben immer zuschauen können, daß ich mir gesagt habe: »Er hat recht. Die ist viel schöner als du – geh' weg!«

Und ich bin weggegangen. Sie hat ein anderes Bedürfnis abgedeckt.

Er wollte mir nicht wehtun. Aber er hat mir weh getan. Ich habe ihn geliebt. Aber die zärtliche Liebe ist etwas Bedrohliches. Das vertragen die Männer nur von der Mutter. Sie haben immer Angst, verschlungen zu werden. Das ist auch berechtigt – die meisten Mütter fressen ja wirklich ihre männlichen Kinder. Das Kind als Ersatz für den Mann.

Es gibt natürlich auch glückliche Leben, wo alles gut geregelt ist. Das sind diese älteren Ehepaare, die gern dasselbe essen und gern dasselbe trinken. Die miteinander zum Heurigen gehen und sich restlos verstehen. Wenn sie dann im Bett liegen und jeder für sich mit dem anderen onaniert.

Für mich ist die Liebe immer eine Qual. Das Liebesleben ist ein Kampf, ein Aufstellen der Riegen – das habe ich nie richtig beherrscht. Nie! Ich schmeiß' mich hin. Ich habe dieses auf und ab und her und hin nie betrieben. Wenn der Mann wollte, dann wollte er. Und Schluß.

Aber das soll man ja nicht. Ich habe immer das Gefühl gehabt, er ist der Stärkere, ihm muß er ja stehen, und ich bin abhängig davon.

Es gibt Frauen, die immer zum Fenster hinauslieben, auf das Publikum hin. Sie wählen sich Männer, mit denen man sich

zeigen kann. Aber das sind oft nicht die, mit denen man sich im Bett versteht. Ich habe immer den gewählt, der lieben kann, nicht den zum Herzeigen.
Aber ich habe den Männern nie gesagt, was ich will im Bett. Wenn sie's nicht gewußt haben, dann habe ich Pech gehabt. Dann war's fad. Ich habe das Gefühl gehabt, ich kastriere sie, wenn ich etwas sage.
Ich habe sie immer durch Sanftheit und Güte eingedreht. Das war ein Dreh, den ich selber lange nicht durchschaut habe. Und dann hatte ich immer grenzenloses Mitleid mit ihnen, weil sie abhängig sind von ihrem Schwanz. Der muß umhegt werden. Einen Kult habe ich daraus gemacht. Ich habe immer gewußt, wo mein Vorteil ist: Mein Vorteil ist, wenn ich sie leben lasse, wenn ich nicht kritisch bin. Ich war aber trotzdem immer kritisch. Man kann eine Erkenntnis doch nicht durch Rücksicht unterdrücken!
Die ersten eregierten Sexualorgane habe ich als Kind bei den Pfarrherren gesehen. Im Prater sind sie herumgegangen und haben ihre Kutten in die Höhe gehoben. Darunter waren sie nackt. Ich habe geglaubt, die müssen krank sein, weil das Ding so groß war und geschwollen. Sie haben mir leid getan. Ich habe nicht gewußt, daß das mit Lust verbunden ist.
Das hat mich später dazu gebracht, die Männer zu schonen, weil sie da etwas Armseliges haben, das anschwillt, das sie auf die Straße treibt, um es herzuzeigen. Sie sind geschlagen damit, habe ich früher gedacht.
Inzwischen finde ich, sie sind zu wenig geschlagen damit. Sie sind ja alle nur noch halbpotent. Und die Frauen werden immer potenter, immer selbstbewußter und wissen viel besser mit ihrer Sexualität umzugehen.
Ich habe viele junge Freunde, die gerne mit mir Reisen gemacht haben. Ich wäre auch mit ihnen ins Bett gegangen. Aber die waren zu wenig zudringlich und ich zu wenig fordernd. Ich wollte sie nicht entweihen. In meinem Alter eig-

net man sich nicht mehr so gut für die körperliche Liebe, weil ja alles mögliche kaputt geht. Ich habe keine einzige Krampfader und eine glatte Haut, aber ich finde es trotzdem eine Zumutung.
Mein ganzes Leben ist aufs Aug' gerichtet. Mich stören Fehler im Bild. Und dieses ästhetische Maß lege ich an mich selbst an. Ich gehe auch nicht mehr so gerne aus. Ich will mich nicht mit den Augen der anderen sehen.
Ich war mir nie schön genug zum Gebrauch. Auch schon als junge Frau. Ich habe immer unter meiner Nase gelitten und sogar im Bett noch darauf geachtet, daß ich nur en face erscheine. En face war ich hübsch. Ich habe immer schöne Haare gehabt, naturgelockt, goldfarben und lang. Und einen schönen Busen. Aber ich wollte nie, daß der Umarmende mein Profil sieht. Also habe ich es immer in Polstern versteckt. Und jetzt ist mir mein Körper nicht mehr schön genug. Ich schäme mich nicht der Gefühle, die ich noch habe, ich schäme mich, wenn es nicht perfekt vor sich gehen kann. Mein aktives Liebesleben ist vorbei. Möchten tät ich möchten, aber mir gefällt das Bühnenbild nicht mehr. Ich bin abhängig davon.
Ich habe mein ganzes Leben lang die Vorstellung gehabt, wenn der Sex aufhört, hört das Leben auf. Aber der Sex hört ja nicht auf. Er ist immer da, in Form von Träumen, von Vorstellungen, von Onanie. Es ist keinesfalls so, daß man müde wird und daß einen die Lust verläßt. Gottseidank!
Wenn mich die Lust verläßt, dann werde ich auch nicht mehr schreiben können. Dann sind alle Triebfedern weg. Sex ist ja nicht nur ein Vergnügen, es ist nicht einmal ein Genuß. Es ist eigentlich ein Zwang. Das Verlangen, der Orgasmus.... Das ist ja alles Arbeit im Grunde genommen.
Ich habe dem jungen Mann, den ich jetzt liebe, nie gesagt – ich liebe dich. Aber die Erotik ist immer da, in Form von Blicken, von Gesprächen.

Ich gehe mit den jungen Männern nicht mehr ins Bett, aber wir reden darüber. Und ich habe sie schon zu allem Möglichen mißbraucht. Als Begleiter, als Folie ... man tritt ja lieber auf mit einem feschen jungen Mann. Sie fürchten sich vor der alternden Frau unglaublich. Ich weiß nicht, was sie fürchten. Man kann eh' nichts herausholen aus ihnen, wenn es nicht geht!
Ich mag keine alten Männer. Von denen halte ich mich fern. Ich mag auch die alten Frauen nicht. Ich kann nichts dafür. Ich weiß, daß das charakterlich höchst anfechtbar ist. Keine Liebe zu meinesgleichen, überhaupt nicht.
Da habe ich schon lieber in vollkommenen jungen Männern kleine Götter für mich, die ich nicht berühre.
Junge Männer sind schon was Schönes, und sie sind leicht verderbliche Ware. ...
Im Kunsthistorischen Museum hängt ein Renaissancebild, das hat mir immer sehr gut gefallen. Da spielt ein nackter Jüngling Flöte. Und sechs oder sieben Frauen sitzen um ihn herum und onanieren. In prunkvollen Kleidern, aber diese Geste sieht man sehr deutlich. Das ist der Gebrauch, den man von Männern machen kann.
Wenn ich onaniere, dann denke ich an gar keinen Mann, sondern an mich. Und ich glaube, daß das auch sehr häufig bei anderen so ist. Die Verbindung in der Lust zum anderen Menschen, die kommt in der Lyrik und in der Poesie vor. Aber in dem Augenblick der Lust ist der Gedanke an den anderen eine Lüge, da denkt man nur an seine eigene Befriedigung. Am Punkt des Punktes hat man schon längst vergessen, wer da liegt und wer da tätig ist.
Alles verliert an Wert. Auch die Empfindung der Liebe hat an Wert verloren, weil man erkannt hat, daß sie auf einer Fiktion und auf einer Lüge aufgebaut ist. Wer kann schon von sich behaupten, daß er wirklich liebt, daß er richtig

liebt? Und wer kann den Zusammenhang zwischen Gefühl und Zeugungskraft unterscheiden?

Es gibt eine Moral und eine Richtigkeit. Aber die ist für jeden anders. Die kann man nicht verallgemeinern. Jeder muß sie für sich selber finden. Es gibt keine Vorschrift, wie man liebt, es gibt höchstens Befangenheit. Man könnte mit jedem schönen Mann oder mit jedem Schäferhund oder mit jedem Mops ins Bett gehen. Aber man tut es nicht. Das ist die Erziehung. Wenn man seinen Lüsten folgte, wäre alles möglich. Da sind keine Grenzen gesetzt. Jeder soll sich ausleben können, so lange er niemandem dabei schadet. Das ist es, was ich mir vorstelle: daß jeder unverlogen lebt.

Das allerärgste ist die Konsequenz, der Standpunkt, den man einmal bezogen hat.

Ich nehme mir auch auf erotischem Gebiet das Recht heraus, in jeder Sekunde meiner Intention zu folgen. Ich habe immer bedenkenlos – wenn sich die Möglichkeit geboten hat – mit einem Mann geschlafen. Die Voraussetzung dazu war die momentane Lust. Man darf sich nur nichts vorstellen. Das verfälscht sofort die Wirklichkeit.

Für mich ist Liebe Gier. Aber meine Gier geht nach Erkenntnis. Ich will immer mehr vom Leben wissen. Deshalb habe ich immer gescheite Männer gewählt, weil ich gehofft habe, ich erfahre etwas. Die Erfahrung ist für mich der Lebensinhalt. Die wachsende Erfahrung – nicht die Streicheleinheiten. Die waren immer irgendwie enttäuschend und nicht abendfüllend.

Die Sehnsucht nach Berührung und Geborgenheit, die wird nie befriedigt. Ich bin viel zu scharfzüngig und scharfdenkend. Da ist die Zärtlichkeit schnell weg. Zärtlich will man zu etwas Kleinem, Süßem, Lieben sein. Aber nicht zu jemandem, der dann so scharf schaut und alles sieht.

Ich habe nur einmal einen Mann gekannt, der wirklich zärtlich war. Aber das Spiel im Bett mit ihm war fad. Ich habe mit ihm geschlafen, weil er mich geliebt hat, weil er mir verbunden war. Wir haben uns verstanden. Er war wie ein Anverwandter. Aber mit dem Doderer zum Beispiel, hier in dieser kleinen Wohnung, da in dem Bett. ... Es war schön, aber es war immer ein Wermut drin, eine Qual. Nicht daß er verheiratet war, das hat uns nichts gegolten, ihm nicht und mir nicht. Aber die Schranke war immer da. Die Schranke zum restlosen Verstehen. Mit den Männern ist es wie mit den Büchern. Ich glaube, ich habe ein gutes Buch geschrieben, und kaum lege ich es weg, weiß ich, daß das noch lange nicht reicht. Jedenfalls war ich nie zufrieden und bin immer noch nicht zufrieden.

Und wenn man ein Leben schildern soll, stimmt immer alles und stimmt doch nicht.

Das hat schon der heilige Augustinus gesagt:

»Daß dies alles eben darum in einer Art wahr ist, weil es in einer Art falsch ist.«

Sie sehen mich nicht. Ich schlendere über die Mole und bin unsichtbar. Eine Frau mit Kindern. Nicht existent.
Am nächsten Tag bin ich allein.
Es ist dieselbe Mole, ich bin dieselbe Frau.
In einer kurzen Hose, braungebrannt und auf Urlaub.
Die Blicke der Männer folgen mir. Ich werde angeschaut, angeredet, angemacht.
Heute bin ich eine Frau.
Gestern war ich eine Mutter.
Abgestempelt, unattraktiv, als Objekt der Begierde nicht geeignet.
Morgen werde ich alt sein.
Dann werden sie mich wieder nicht sehen.

»Ich hätte nie gedacht, daß Sex noch einmal so wichtig werden könnte.«

Juliane G., 68 Jahre

Im Salon steht schon der Tee bereit. Juliane führt mich durch die Räume, die schlanken Beine in Stöckelschuhen. Der Saum ihres Kleides hört genau an der richtigen Stelle auf.
Die Wohnung ist ein Schmuckkästchen. Teure, alte Möbel, schöne Teppiche. Alles sehr gepflegt. Gepflegt wie Juliane, die ihre Doppelrolle als Hausfrau und Dame mühelos beherrscht.
»Ich muß eine Zigarette rauchen, es macht mich befangen, daß sie mich über mein Leben befragen wollen«, sagt sie und streift ihr kariertes Kleid aus englischem Wollstoff glatt. »Ich rauche nicht mehr, seit ich mit meinem Freund lebe. Er mag das nicht. Wenn er nach Hause kommt und den Rauch riecht, werde ich sagen, Sie hätten geraucht.«

Ich beneide alle Menschen, die von Anfang an den richtigen Partner finden, die mit ihm glücklich werden und viele Kinder haben. Das war immer mein Wunsch. Ich wäre gerne mit einem einzigen Partner alt geworden. Aber es ist anders gekommen.
Mein erster Mann war ein Bohemien, eine Künstlernatur. Wir waren 12 Jahre verheiratet. Ich hätte vielleicht seine Exzesse und seine Seitensprünge besser ertragen, wenn ich ein Kind gehabt hätte. Aber so bin ich immer in der Luft gehangen.
Im schlechtesten Augenblick, als die Ehe endgültig kaputt war und mein Mann eine fixe Freundin hatte, bin ich schwanger geworden. Das Kind war zwei Jahre alt, als wir uns scheiden ließen.
Nach meiner Scheidung war ich allein. Die befreundeten Ehepaare haben mich nicht mehr eingeladen. Ich war zu hübsch. Wenn einer der Ehemänner ein Glas Wein für mich bezahlt hat, waren die Frauen eifersüchtig.

Den Mann, mit dem ich dann fast 30 Jahre in dieser Wohnung hier gelebt habe, kannte ich von früher. Er hatte ein Möbelgeschäft um die Ecke. Als ich so allein war, sind wir manchmal miteinander ausgegangen. Es wurde eine große Liebe daraus. Ich war glücklich mit ihm. Er war ein wertvoller, liebevoller Mann, und mit dem Altersunterschied hatten wir auch keine Schwierigkeiten. Ich war 39, und er war 64, aber wir hatten ein reiches, intensives Liebesleben bis in sein hohes Alter. Er hat immer gesagt:

»Du bist mein Jungbrunnen.«

Die letzten Jahre mit dem alten Mann waren schwierig. Er hatte einen Schlaganfall, und zeitweise ging es ihm so schlecht, daß ich ihn zu Hause im Gitterbett hatte. Ich habe ihn bis zu seinem Tod gepflegt.

Er war 90 Jahre alt, als er starb. In den letzten drei Jahren war er kein sexueller Partner mehr für mich. Aber wir sind Hand in Hand vor dem Fernseher gesessen, und haben uns im Bett vor dem Einschlafen umarmt. Ich war damit zufrieden. Ich habe ihn geliebt, und es wäre mir nie der Gedanke gekommen, daß ich ausschwirren könnte, um woanders ein Liebesleben zu finden. Liebe ist ja nicht nur Sexualität. Liebe ist auch, wenn man füreinander da ist, wenn man dem anderen übers Haar streichelt oder ihm die Hand hält. Das ist die wahre Liebe, die gewachsene.

Wenn man so einen alten Partner hat, dann ist man darauf vorbereitet, daß er eines Tages stirbt. Und der Tod war eine Erlösung für ihn. Aber wenn es dann soweit ist, dann ist es doch zu früh, und man leidet darunter.

Ich war 65 Jahre alt und plötzlich allein.

Mir ist die Decke auf den Kopf gefallen. Ich hatte früher ein Geschäft, das war schon lange verkauft. Meine Tochter war verheiratet und hatte Kinder. Es wäre alles leichter gewesen, wenn ich mich als Großmutter hätte nützlich machen dürfen. Aber das wollte sie nicht. Ich wäre schon glücklich ge-

wesen, wenn sie am Wochenende zu mir gekommen wären, und ich hätte sie bekocht. Aber sie wollte ihr eigenes Leben haben.
Im ersten Jahr habe ich die Wohnung renoviert. Ich habe neu tapeziert, die Böden abschleifen lassen, eine Zentralheizung eingebaut. Das war eine gute Beschäftigungstherapie.
Im zweiten Jahr habe ich das Sommerhäuschen hergerichtet. Die Läden neu gestrichen, das Dach decken lassen. ... Alles war neu, alles war schön. Und ich hatte nichts mehr zu tun. Ich habe die Blätter von der Terrasse gekehrt und den Garten gepflegt. Aber wenn ich damit fertig war, bin ich dort gesessen, mit einem schönen Blick auf die Stadt und habe mir gedacht: Wozu? Nicht einmal die Kinder kommen am Sonntag vorbei.
Meine Freundin war inzwischen auch Witwe geworden, und wir sind zusammen ausgegangen. Aber wenn ich nach Hause gekommen bin, war ich wieder allein. Meine Wohnung war wie ein Museum: Es ist nichts herumgelegen, es gab keine Spuren. Sogar meine Kaffeetasse vom Frühstück war schon wieder verräumt.
Ich wollte dann mein Sommerhäuschen vermieten und habe in der Zeitung den Wohnungsmarkt studiert. Und dabei bin ich irrtümlich in die Rubrik »Bekanntschaften« geraten. Da gab es mehrere Annoncen, die im Alter gepaßt hätten. Auf eine habe ich geantwortet. Vielleicht hatte ich eine Art Torschlußpanik. Ich habe gewußt, wenn ich einen neuen Mann will, dann muß es jetzt sein, solange ich noch gut aussehe und agil bin. Wenn mir einer erst mit 75 über den Weg läuft, dann wird es vielleicht schwierig. Wer weiß, wie ich dann aussehe?
Der Herr hat sich gemeldet, und wir haben uns im Kaffeehaus getroffen. Er wollte eine Dame zwischen 55 und 60 kennenlernen. Ich war schon 66. Aber ich habe mir gedacht, ich sehe so jung aus, das fällt nicht ins Gewicht.

Er hat mir auf den ersten Blick gefallen. Aber er hatte 29 Zuschriften bekommen und mußte nach mir noch andere Frauen treffen.
Es waren einige jüngere dabei, aber er hat sich für mich entschieden.
Heinrich ist auch Witwer. Seine Kinder haben ihn zu dieser Annonce gedrängt. Seine Frau war vor einem Jahr gestorben und sie fanden, daß er zu jung ist, um allein zu leben. Er war 40 Jahre verheiratet und immer gewöhnt, in Gesellschaft zu sein. Bei uns ist dann alles ganz rasch gegangen. Wir haben uns ein paar Mal getroffen und viele Parallelen gefunden. Und bevor er dann für sechs Wochen nach Amerika gefahren ist, haben wir das erste Mal miteinander geschlafen.
Wenn man Sex mag, ist das auch in unserem Alter einfach, dann funktioniert das genauso. Aber ich hatte ein Problem: Ich habe nur eine Brust, und das ist für eine neue Beziehung eine große Belastung. Ich habe es ihm sofort, beim zweiten Treffen gesagt, als er mir gestand, daß er großen Wert auf ein Liebesleben legt.
Für eine Frau ist es ein Makel, nur eine Brust zu haben. Ich habe heute noch Probleme, mich vor ihm nackt zu zeigen. In dieser neuen Beziehung ist mir auch zum ersten Mal zu Bewußtsein gekommen, daß ich älter werde, daß ich Falten habe. Wenn man mit einem älteren Mann lebt, dann merkt man das nicht, da bleibt man immer die jüngere Frau.
Aber Heinrich ist gleich alt wie ich. Ich habe mir oft gedacht, ich bin zu alt für ihn, er könnte eine jüngere haben. Erst mit der Zeit, als sich unsere Beziehung vertieft hat, hat sich diese Unruhe, dieser Minderwertigkeitskomplex gelegt. Weil er mir Sicherheit gibt. Weil ich spüre, daß er mich wirklich liebt, daß es nicht darauf ankommt, zwei Brüste zu haben und eine junge Haut.
Meine Tochter hat auf die neue Beziehung überraschend positiv reagiert. Mein Freund wollte sie sofort kennenlernen,

und ich hatte große Angst vor dem Zusammentreffen. Ich habe befürchtet, daß sie sich denkt: »Was will die alte Frau?« oder »Muß das in diesem Alter noch sein?« Wir haben auch allen erzählt, daß wir uns über eine Annonce kennengelernt haben. Die Leute sollen ruhig wissen, daß sowas auch gut gehen kann. In seinem Freundeskreis waren die Meinungen sehr geteilt. Da gab es Ehepaare, die mich mit offenen Armen aufgenommen haben und sich über sein neues Glück freuen. Aber es gab auch andere, die ihm vorgeworfen haben, daß seine Liebe zur ersten Frau wohl kaum sehr groß war, wenn er schon nach einem Jahr mit einer neuen daherkommt.
Heinrich hat seine Frau sehr geliebt und leidet heute noch unter ihrem Tod. Er spricht oft von ihr. Am Anfang war ich eifersüchtig auf die tote Frau. Er geht jeden Samstag auf den Friedhof, und neben ihrem Bild steht immer eine frische Rose. Aber ich bin so verständnisvoll und einfühlsam und habe mich damit abgefunden. Heute gehen wir gemeinsam auf den Friedhof und richten ihr Grab.
Man kann ja so viele Jahre nicht mit einem Strich aus der Welt schaffen. Man muß auch mit der Vergangenheit leben. Manchmal denke ich, er hat ein schlechtes Gewissen, daß er mit mir im Bett so viel empfindet. Er sagt oft: Ich hätte nie gedacht, daß ich noch einmal sowas Schönes erleben werde. Bei mir hat sich die Lust auf Sex auch verstärkt. Ich hatte ja schon damit abgeschlossen und eigentlich nichts vermißt. Ich wäre mit dem Heinrich auch eine platonische Beziehung eingegangen. Aber jetzt empfinde ich mehr als in jungen Jahren. Ich weiß nicht, woran es liegt. Vielleicht weil man mehr Zeit hat, weil man besser versteht, daß man jeden Moment genießen muß. Und natürlich ist auch das Neue reizvoll.
Ich habe kein schlechtes Gewissen, daß ich ein neues Glück erlebe. Ich hatte es in den letzten Jahren sehr schwer mit dem alten Mann. Ich möchte die 30 Jahre nicht ungeschehen machen, und er bleibt in liebevoller Erinnerung.

Aber jetzt beginnt ein anderes Kapitel in meinem Leben. Ich habe mit 65 noch einmal neu angefangen. Und ich habe etwas dafür getan: Ich habe auf diese Annonce geantwortet. Wenn man wartet, bis jemand kommt, dann kann man lange warten. Natürlich habe ich auch Glück gehabt. Denn wenn man jemanden erst im Alter kennenlernt, wo man schon ausgeprägte Eigenschaften hat, kann es auch schiefgehen. Dann stört einen vielleicht, wie der andere die Hosen an- oder auszieht, wie er spricht und was er für Gesten hat. Vielleicht rülpst er auch, und man ist damit nicht vertraut, oder er will im Bett frühstücken, und man selber kann das nicht ausstehen. Wir hatten diese Probleme alle nicht.
Mein Leben ist jetzt wieder ausgefüllt. Ich bin rund um die Uhr für Heinrich da. Ich mache das Frühstück, ich koche am Mittag und am Abend. Es macht mir Spaß, ihn zu versorgen, und wir unternehmen viel zusammen. Ich habe eine gewisse Ähnlichkeit mit seiner verstorbenen Frau. Die war auch eine gute Hausfrau und ein Familienmensch.
Wir wollen nicht heiraten. Das ist zu kompliziert, weil wir beide Vermögen haben. Aber für uns gilt das Heiratsgelübde: »Bis daß der Tod euch scheidet«. Und wenn ich so alt wie meine Mutter werde, dann sind das immerhin noch neun Jahre. Und diese Jahre möchte ich noch bewußt genießen.
Mein Leben hat sich rundherum positiv verändert. Ich hätte nie gedacht, daß Sex noch einmal so wichtig sein könnte. Ich bin von mir selber überrascht. Wir schlafen mehrmals in der Woche miteinander, und es macht mich glücklich.
Ich habe ein Geschenk bekommen, nach dem ich gar nicht gesucht habe.

Eine fröhliche Runde, in der Kantine der Fernsehanstalt. Der Streß wird mit einem Glas Wein hinuntergespült. Es ist die Stunde der Witze und der oberflächlichen Gespräche.

Heute müssen die beiden Alten herhalten.

Man hat sie in der Telefonzelle vor dem Pflegeheim erwischt. Sie haben sich geliebt. In der Winterkälte und im Stehen.

»Daß die noch vögeln ... es ist nicht zu glauben«, sagt einer und erntet Zustimmung. »Und dann in einer Telefonzelle« ...

Keiner spricht über den Skandal, daß alte Menschen, im Heim bis auf ein Taschengeld gepfändet, sich kein Hotel für ein paar Stunden leisten können.

Keiner spricht über den Skandal, daß Sex im Altenheim verpönt ist, daß es verboten ist, am Abend Hausfremde mit aufs Zimmer zu nehmen.

Keiner spricht über den Skandal, daß sich keiner Gedanken macht.

»Den Mann, bei dem ich Geborgenheit und Zärtlichkeit finde, den gibt es nicht.«

Hanna T., 79 Jahre alt

»Besucher können täglich empfangen werden. Sie müssen das Heim aber spätestens um 22 Uhr verlassen. Übernachtungen hausfremder Personen sind nicht gestattet«, lese ich in der Hausordnung im Aufzug des Altenheimes. »Sie ist also nicht frei«, denke ich mir. »Sie hat einen eigenen Telefonanschluß und eine eigene Wohnung, aber einen Mann darf sie nicht mitbringen.«
Das Heim ist eines von den besseren. Eines, an dem hunderte Balkone wie Bienenwaben hängen. Moderne Architektur aus Beton. Programmierte Einsamkeit luxuriös verpackt. Jeder seinen eigenen Blumentopf, jeder seine eigenen Möbel auf 25 Quadratmeter.
Das erste, was in der sauber aufgeräumten Wohnung auffällt, sind die vielen Fotos. Groß und silbergerahmt. Auf dem Couchtisch, im Bücherregal, über der Bettnische. Eine schöne Frau mit einem ebenmäßigen Gesicht auf vergilbtem Papier. Ich erkenne sie sofort. Die feinen Züge, die schmale Nase, die großen Augen, der schöngeschwungene Mund.
Hanna ist immer noch attraktiv. Die beige Bluse mit Spitzenkragen unterstreicht ihre Alabasterhaut, von feinen Fältchen durchzogen. Und auch wenn sie ein wenig nach vorne gebeugt geht, kann man das junge Mädchen von damals noch erahnen. Sie bemerkt meinen Blick und sagt: »Die Jugend ist vorbei, die Schönheit ist vorbei. Und hier bin ich an der Endstation. Lauter Alte.«

Ich war ein Pflegekind. Zu Allerheiligen sind wir immer zum Friedhof gefahren und haben an einem namenlosen Grab einen Kranz hingelegt. Ich habe nicht gewußt, daß es das Grab meiner Mutter ist.
Meine Mutter stammt von einem großen Erbbauernhof in Bayern. Sie konnte mich nicht behalten. Ich war ein lediges Kind. Das letzte Mal hat mich die Mutter besucht, da war ich fünf. Kurz danach hat sie sich umgebracht. Sie ist in die Donau gegangen und wurde angeschwemmt.

Meine Pflegeeltern haben mir nie etwas davon gesagt. Sie haben es immer vor mir geheim gehalten.
Mein Großvater war mein Vormund. In den Ferien durfte ich zu ihm auf den Hof. Die Leute haben immer die Köpfe zusammengesteckt und getuschelt: »Ganz die Mutter, ganz die Mutter.« Und einmal hat meine Pflegemutter gesagt: »Ich weiß nicht, warum es dich immer dorthin zieht. Die haben dich doch hergeschenkt.« Ich habe das damals nicht verstanden.
Wer ich wirklich bin, habe ich erst bei meiner Heirat erfahren. Das war 1936, und man brauchte einen Ahnenpaß. Es war ein großer Schock für mich.
Der Mann, den ich geheiratet habe, war mein erster. Meine Pflegemutter hat immer gesagt: »Daß Du ja nicht mit einem fremden Mann mitgehst.« Sie hatte immer Angst, daß sich das Schicksal meiner Mutter wiederholt und ich mit einem ledigen Kind nach Hause komme. Sie hat auf diese Heirat gedrängt.
Nach 10 Jahren war die Ehe kaputt. Mein Mann war Monarchist und wurde wegen politischer Betätigung nach Dachau gebracht. Als er wiederkam, war er ein anderer. Wir waren uns fremd geworden.
Er konnte mir auch nicht verzeihen, daß ich mich in der Zwischenzeit mit einem Mann eingelassen hatte. Aber ich war leidenschaftlich und schön. Und zu lange allein.
Meinen zweiten Mann habe ich geheiratet, weil ich schwanger war. Es gab viele Dinge, die mich schon damals an ihm gestört haben. Aber es war für mich undenkbar, ein lediges Kind zu bekommen.
17 Jahre waren wir verheiratet, bis ihm eine andere besser gefallen hat. Sie war nicht jünger als ich und auch nicht schöner. Er hat neun Jahre mit ihr zusammengelebt. Bis zu seinem Tod.
Ich war 75, da habe ich in Abbano einen Stuttgarter kennen-

gelernt. Wir waren beide auf Kur. Ein wunderschöner Mann, in meinem Alter.
Er war der erste Mann nach all diesen langen Jahren der Einsamkeit. Wir haben getanzt, gefeiert und uns geliebt. Wir hatten es sehr schön miteinander, auch im Bett.
Nach der Kur haben wir uns wieder getroffen und sind nach Ungarn auf Urlaub gefahren. Ich habe es sehr genossen, wieder mit einem Mann zu reisen.
Später habe ich ihn mehrmals in Stuttgart besucht. Er kam nicht so gerne nach München, weil ihm meine Wohnung zu klein war. Er hat mich immer gedrängt, eine größere zu nehmen. Dann könnten wir zusammenleben.
Ich habe lange gehofft, daß er mein neuer Lebensgefährte wird und daß sich mit ihm endlich mein Traum von Liebe und Geborgenheit erfüllt.
Mein Sohn war ganz dagegen. Er hat immer gesagt: »Was willst du mit dem, der ist doch nur auf dein Geld aus. Ich habe keine Lust, mich mit ihm um dein Erbe zu streiten.«
Die Geschichte ist aber sowieso auseinander gegangen. Mein Freund wollte dauernd Sex. Oft mehrmals am Tag. Ich habe gern mit ihm geschlafen. Am Anfang hat es mich auch nicht gestört. Aber mit der Zeit hatte ich das Gefühl, daß es das einzige ist, wofür er sich wirklich interessiert.
Wir kannten uns zwei Jahre, da habe ich ihn wieder in Stuttgart besucht. Als ich mich ihm einmal im Bett verweigert habe, ist er gewalttätig geworden.
Das war das Ende. Ich lasse mich nicht mehr schlagen. Meine Ehemänner haben mich geschlagen. Und mein Sohn auch. Das brauche ich nicht mehr.
Aber vielleicht stimmt es, was mein Sohn immer behauptet hat. Vielleicht war der Stuttgarter wirklich nur auf mein Geld aus und wollte eine Putzfrau und Krankenpflegerin.
Für meinen Sohn war ich auch die Putzfrau. Ich habe alles für ihn gemacht.

Vor einem Jahr bin ich ins Altenheim gegangen, damit ich meine Ruhe habe. Die Enttäuschung mit dem Mann und die Geschichte mit meinem Sohn ... Es war mir alles zu viel. Mein Sohn hat sich in den letzten Jahren sehr verändert. Er ist schuld daran, daß ich meine Wohnung aufgegeben habe. Ich habe einfach nicht verkraftet, daß er sich mit Männern abgibt. Mein Sohn ist homosexuell. Es ist eine Schande.
Mein Mann hat mich vor dem Kind mißhandelt. Und das sind die Früchte davon: Er hat bei uns gesehen, wie furchtbar das ist zwischen Mann und Frau.
Dreimal in der Woche kommt er zu mir zum Essen, so geizig ist er. Da esse ich am Mittag nur die Hälfte und hebe den Rest für ihn auf. Und das Abendessen nimmt er sich mit.
Ich möchte am liebsten nichts mehr mit ihm zu tun haben. Ich möchte auch nie mehr einen Mann. Ich habe kein Vertrauen mehr. Den Mann, bei dem ich Geborgenheit und Zärtlichkeit finde, den gibt es sowieso nicht.
Die Männer im Heim, die sind alt und desinteressiert. Oder verheiratet.
Man muß sich damit abfinden, daß man das, was man vermißt, durch etwas anderes ersetzt.
Durch die Musik zum Beispiel. Ich wollte immer Sängerin werden, aber mein Wunsch ist nicht in Erfüllung gegangen. Meine Pflegemutter hat mir zwei Jahre Gesangsausbildung bezahlt. Aber dann sind die schlechten Zeiten gekommen, und sie hat gesagt: »Von deiner Singerei kann ein Mann nicht fett werden.«
Hier gibt es Musikabende. Ich war bei der Frau, die sie leitet und habe mich angeboten.
Sie wollte, daß ich dem Chor beitrete. Da habe ich gesagt: »Ich habe eine ausgebildete Stimme, ich will Solo singen.« Da hat sie gesagt: »Bei uns gibt es kein Solo. Und in den Chor passen Sie dann wohl nicht ganz.«

Jetzt habe ich keinen Mann, und Sängerin bin ich auch nicht geworden.
Mein Leben ist nicht so verlaufen, wie ich es mir gewünscht hätte.

Sie macht mir Platz auf der windgeschützten Bank vor der Kreuzberghütte. Eine echte Tegernseerin mit einem kleinen Filzhut, unter der handgestrickten Joppe ein Dirndl.
»Früher«, sagt sie, »bin ich mit meinem Mann in die Berge gegangen. Wir haben den gleichen Schritt gehabt. Jetzt ist er tot.
Später war ich mit einem Frankfurter zusammen. Der war nur fürs Wirtshaus und sein Maß Bier zu haben. Den hätt' ich in die Berge tragen müssen.
Und dann bin ich bei ihm in der Stadt gewesen. Wie ein kranker Vogel bin ich in seiner Wohnung gesessen und hab' nur gewartet, bis ich wieder heimfahren konnte.
Damals hab' ich verstanden, daß ich einen aus den Bergen brauche. Daß mir die Städter zu fremd sind.
Jetzt bin ich 70, und hier ist es schwer mit den Männern. Die in meinem Alter sind verheiratet oder dick und versoffen. Und bei den Jungen muß ich aufpassen. Weiß ich denn, ob der es nicht auf mein Sparkassenbüchel abgesehen hat und mich zu Hause sitzen läßt, damit ich seine Hosen stopfe?
Jetzt geh' ich allein in die Berge. Da eß' ich meine Weißwurst, tu' was ich will und bin auch zufrieden.«
Plötzlich springt sie auf und ruft »Hans, Hans, daß Du hier heraufkommst? Ein schlanker Mann in ihrem Alter kommt auf uns zu.
Ich verabschiede mich.
Die Frau streicht ihr Dirndl glatt und genießt den Zufall.

»Mit der Sexualität ist es wie mit dem Essen. Wenn man einmal gut gegessen hat, will man es immer wieder.«

Carla G., 73 Jahre

Carla führt die Gabel zum Mund, und als ihre Hand sich den Lippen nähert, bemerke ich, daß die Farbe des Nagellacks genau mit der des Lippenstifts übereinstimmt; ein sattes, volles Rot.
Der Teller ist noch halbvoll, als sie zu essen aufhört: »Ich muß auf meine Figur aufpassen. Ich habe diese Frauen nie verstanden, die sich am Nachmittag in der Konditorei fett fressen, anstatt sich ein Parfüm zu kaufen, damit sie gut riechen, wenn der Mann nach Hause kommt.«
Bis zum Ende des Abends hat Carla es geschafft, aus dem mürrischen, gleichgültigen Kellner einen Kavalier zu machen, und ich kann sie mir gut in dem Restaurant vorstellen, das sie 30 Jahre lang geführt hat: charmant und distanziert, warmherzig und kühl. Carla hat ein breites Repertoire und zögert nicht, es einzusetzen. »Ich war immer eine begehrenswerte Frau, und ich werde es immer bleiben. Es kommt nicht auf den schönen Körper an. Was wirklich zählt, ist die Ausstrahlung.«

Als junges Mädchen habe ich in einem Buch den Satz gelesen: »Sie lag da und hat sich nicht gerührt.« Dieser Satz hat mich so beeindruckt, daß ich mich in den 14 Jahren meiner Ehe im Bett nicht gerührt habe. Ich habe es über mich ergehen lassen und nicht daran teilgenommen. Wir waren beide 19, und meine Mutter hat mir eingetrichtert, daß das Leben dazu da ist, die Moral zu wahren. Das Wort Sex kannte ich gar nicht.
Meine Ehe wurde nur sehr sporadisch vollzogen, dafür hat mein Mann eine Heerschar von Freundinnen gehabt. Ich habe ihm jedesmal eine wunderbare Eifersuchtsszene ge-

macht und überhaupt nicht daran gedacht, daß auch ich Schuld daran trage. Es ist mir nicht in den Sinn gekommen. Ich hätte mich gerne scheiden lassen, weil seine Seitensprünge für mich unerträglich waren. Aber ich habe mich nicht getraut, solange meine Mutter noch lebte. Sie war sehr katholisch.

Diese religiöse Verpflichtung, die Menschen eingehen: »Bis daß der Tod euch scheidet«, die ist doch eine Lüge! Wie kann ein junger Mensch, der mit 19 Jahren heiratet, wissen, wie er mit 50 sein wird? Wir verändern uns doch ständig. Wie kann eine Religion so anmaßend sein, von uns ein ganzes Leben lang die gleichen Gefühle, das gleiche Zugehörigkeitsgefühl zu verlangen? Man kann einen Menschen doch nicht besitzen! Warum zwingt man ihn, so ein Gelübde abzulegen? Und wie viele falsche Schwüre werden da geleistet? Nach dem Tod meiner Mutter habe ich mich scheiden lassen. Ich war 33 Jahre alt. Ich habe nie einen bösen Gedanken an diese Ehe gehabt, die 14 Jahre gedauert hat. Wir hatten auch gute Zeiten, und dann war es eben vorbei. Ich bin bis zum Tode dieses Mannes mit ihm in Kontakt geblieben und habe mich sogar mit seiner nächsten Frau befreundet. Warum soll man einen Menschen, der einem auch Gutes getan hat, nicht großzügig ziehen lassen? Viele Menschen fangen an zu hassen, wenn eine Geschichte vorbei ist. Das finde ich schade.

Meine zweite Ehe war eine gute Ehe. Auf Respekt aufgebaut. Wir waren alt genug, um zu wissen, daß eine Verbindung leicht schiefgehen kann. Wir waren Kompagnons, und das ist das beste, was man über eine Ehe sagen kann. Rückblickend muß ich daran zweifeln, ob mein Mann im Bett eine Freude an mir hatte.

Ich habe in meinen Ehen nie über Sex nachgedacht. Mit der Sexualität ist es wie mit dem Essen. Wenn man einmal gut gegessen hat, will man es immer wieder. Und wenn man einmal die Leidenschaft kennenlernt, dann will man sie auch immer wieder. Aber ich wußte nichts davon und habe das alles nicht vermißt. Es gab andere Dinge, die uns aneinander gebunden haben.

Ich kann nicht sagen, daß ich in meinen Ehen unglücklich war. Ich war zufrieden und wäre es heute noch.

Meine beiden Männer waren wahrscheinlich auch glücklich mit mir. Ich bin fair, ich bin ein guter Mensch, und man kann sich auf mich verlassen.

Der erste hat dann noch zweimal geheiratet und war diesen Frauen auch nicht treu. Das hat mich beruhigt, daß er nicht nur mich betrogen hat.

Mein zweiter Mann ist gestorben, als ich 63 war. Ich habe eines gewußt: Ich muß mich bemühen, daß ich von diesem Toten wegkomme. Natürlich ist man traurig, wenn der Partner stirbt, natürlich fühlt man sich allein, wenn die andere Hälfte fehlt. Aber weiß man denn wirklich noch, was davon Liebe, was davon Gewohnheit und was davon Vorteil ist?

Trauer ist nicht der Sinn des Lebens. Wir sind geboren, um Freude zu empfinden. Es genügt doch schon dieses schreckliche Begräbnis, das einen fast umbringt. Es genügt doch schon die leere Wohnung mit allen Erinnerungen. ...

Meine Ehe war eine gute Ehe. Aber ich bin davon überzeugt, wenn mich von der ersten Minute nach dem Tod meines Mannes ein anderer gestreichelt hätte, dann wäre meine Verzweiflung nicht so groß gewesen.

Jede Frau, der der Mann stirbt und die sagt, sie will keinen mehr – die lügt. Man kann doch einem Mann, der tot ist, nicht die Treue halten.

Die Wahrheit ist, daß wir alle Egoisten sind. Daß, wenn etwas anderes kommt, etwas Gleichwertiges, wir unsere Trauer bald vergessen. Ich bin überzeugt, daß all diese Witwen, die dauernd zum Grab wandern, den Friedhof schnell vergessen, wenn ein netter Mann mit einem Mercedes, einem

Blumenstrauß und einer Theaterkarte in der Hand daherkommt. Aber die meisten haben nicht diesen netten Mann. Also trauern sie einer Ehe nach, von der sie die Illusion pflegen, daß sie wunderbar war.
Das ganze Zusammenleben ist doch meistens eine komplette Lüge. Das habe ich in meinem Restaurant oft genug beobachtet! Die Männer verstellen sich doch permanent und sind unehrlich. Sie spielen die großen, starken und vertuschen ihre Seitensprünge. Hauptsache das Gesicht wird gewahrt.
Meine Mutter hat immer gesagt: »Eine Frau muß eine große Schürze haben. Unter der kann sie alles verbergen, was der Mann tut und ihm immer wieder verzeihen.«
Trotzdem – ein Mann gehört zum Leben, bis man stirbt. Männer sind etwas Wunderbares, sie sind das Gegenstück zu uns.
Ich habe das Glück gehabt, daß ich mein ganzes Leben von Männern begehrt worden bin. Und daran hat sich bis heute nichts geändert. Ich bin nicht schön, aber ich habe etwas, was man früher Sexappeal nannte. Heute nennt man das Ausstrahlung. Und das, obwohl ich von wirklicher Leidenschaft bis zu meinem 63. Lebensjahr keine Ahnung hatte.
Vier Monate nach dem Tod meines Mannes habe ich IHN getroffen. Er ist meine große Liebe. Der Mann, mit dem ich mit 63 Jahren meinen ersten Orgasmus hatte! Er war damals fast 50 und sehr erfahren. Er hat mir alles beigebracht. Beim ersten Mal hat er gesagt: »Mein Gott, ich habe eine Jungfrau bekommen.«
Michel war für mich kein Unbekannter. Er war oft in meinem Restaurant zu Gast, immer mit verschiedenen Frauen. Keine hat länger als ein Jahr überdauert, und die meisten waren jung und schön. Er hat sich immer den versteckten Ecktisch reservieren lassen und war unglaublich charmant. Wenn der Rosenverkäufer vorbeikam, hat er nicht nur den jeweiligen Damen, sondern auch mir eine Rose gekauft.

Damals habe ich trotzdem nicht verstanden, warum diese jungen Frauen ihn begehren. Er ist klein und eher gedrungen. Wirklich keine Schönheit.
Als ich ihn zufällig wiedertraf, lud er mich auf ein Glas ein, und ich war sofort von ihm fasziniert. Ich bin noch am selben Abend mit ihm gegangen.
Ich habe mir gedacht: »Jetzt oder nie.« Mit mehr als 60 hat man ja nichts mehr zu verlieren. Ich hatte immer noch gerade Beine, einen schönen Busen und eine gute Figur. Ich habe es sooo genossen.
Jetzt weiß ich erst, was ich in meinen Ehen nie kennengelernt habe, jetzt weiß ich erst, was eine gute Geliebte ausmacht: Man muß ganz in dem Moment leben, in dem man sich hingibt. Wenn man an etwas anderes denkt, an die Moral oder an die Mutter, dann ist alles vorbei. Man muß sich von allem lösen und in dieser Sekunde frei sein.
Die Sexualität ist eine Sache der Reife und des Alters. Ich glaube nicht, daß diese hübschen, jungen Mädchen, denen die Männer verfallen, wirklich tief empfinden können. So wie man im Alter besser denken kann, wenn man nicht verkalkt ist, so kann man auch besser lieben.
Aber wir leben in einer Zeit, in der das Alter keinen Wert hat. Die alten Männer nehmen sich lieber junge Frauen. Wenn eine ältere Frau sich einen Jungen nimmt, dann ist das gesellschaftlich nicht anerkannt. Warum, weiß ich nicht. Ich finde die älteren Frauen viel attraktiver als die älteren Männer. Eine dicke Frau mit einem großen Busen ist doch viel schöner als ein alter Mann mit einem dicken Bauch.
Und dann glauben die Männer auch noch wirklich, daß diese jungen Dinger sie um ihrer selbst lieben. Sie sind so überheblich, daß sie nicht sehen, was für ein schweres Gewicht ihr Bankkonto, ihr Mercedes und die Sicherheit hat. Das ist doch lächerlich!
Und so ähnlich ist es mit dem Orgasmus. Mindestens 90

Prozent aller Frauen haben einem Mann schon einmal einen Orgasmus vorgespielt. Dann stöhnen sie ein paar Mal, und die Männer glauben, sie sind befriedigt. Sie merken nicht einmal, daß das alles ein Theater ist.

Aber alle haben Angst vor der Wahrheit.

Ich bin ja auch nicht ganz ehrlich. Ich sage dem Mann, den ich liebe, nicht, wie alt ich bin. Er hat mich auch nicht danach gefragt. Aber ich weiß, daß er mich für ungefähr 65 hält. Für mich ist die Zahl nicht wichtig. Mein Lebensgefühl ist jung, und das zählt. Ich denke über mein Alter auch gar nicht nach, wenn man mich nicht ausdrücklich darauf anspricht. Ich glaube selber nicht, daß ich schon 73 bin. Mit 30 habe ich doch auch nicht ununterbrochen an mein Alter gedacht und mir überlegt, ob es mir gut geht, weil ich 30 bin. Ich bin glücklich, wie es ist. Ich habe geistig nicht abgebaut, meine sexuellen Gefühle sind stärker denn je. Der Mann, den ich liebe, ist für mich Mann, Kind, Freund – alles gleichzeitig. Ich weiß, daß ich ihn nicht für mich allein haben kann, dazu ist er nicht geschaffen. Aber er kommt immer wieder zu mir zurück. Ich wünsche mir nur, daß es ewig dauert. Und dieser Wunsch ist ja in meinem Alter realistisch, denn wer weiß schon, wie lange ich noch lebe?

Die beiden Frauen hatten eine Gemeinsamkeit: die Liebe zum selben Mann.
Und ob es ein Zufall war oder ob der Mann ein grausames Spiel inszenieren wollte – an diesem Abend standen sie zu dritt an der Bar. Er im »besten Alter«, die eine Frau 25, die andere 40.
Warum die Jüngere den Kampf um das Objekt ihrer Begierde verlor, war nicht ersichtlich. Aber der Satz, mit dem sie das Schlachtfeld räumte, war von der Eingangstüre bis zu den Toiletten klar und deutlich zu vernehmen:
»Viel Vergnügen«, sagte sie. »Mit 40 sind sie am besten, da glauben sie, es ist das letzte Mal.«

»Es ist ein Reißen und ein Stoßen, aber Liebe über alles.«

Ruth G., 83 Jahre

Sie wohnt in einem Haus, das in einem Dorf stand, als sie jung war. Jetzt ist das Dorf längst mit der großen Stadt zusammengewachsen. Ich klingle an der Gartentüre, nichts rührt sich. Ich klingle noch einmal, und plötzlich sagt eine Stimme: »Mein Gott, Sie sind das. Ich habe völlig vergessen, daß Sie kommen. Mein Gedächtnis läßt nach. Ich werde alt.«
Ruths Kopf verschwindet aus dem Fenster, und es dauert wieder eine ganze Weile, bis sie mir die Haustür öffnet. In einem verwaschenen Jogginganzug, auf einen Stock gestützt. »Ich wollte mich eigentlich für Sie schön machen, aber jetzt müssen sie mich eben nehmen, wie ich bin.«
Sie schleppt sich mühsam zum Lehnstuhl und sagt: »Die Arthrose hat mich ruhiger werden lassen. Ich habe jetzt mehr Zeit zum Nachdenken. Das ist das einzige Positive daran. Sonst ist sie lästig. Ich wäre lieber 40 und noch gesund.«
Später frage ich Ruth, wie es ihr mit ihrem Körper geht, wie sie mit den Spuren des Alters fertig wird: »Mit meinem Aussehen habe ich keine Probleme«, sagt sie. »Ich war nie eine Schönheit. Ich habe mir schon mit 17 gesagt: Attraktiv bist du nicht. Also mußt du etwas anderes aus dir machen. Und so bin ich eine Persönlichkeit geworden.«

Ich habe erst mit 54 einen Beruf ergriffen. Vorher war ich 20 Jahre lang Hausfrau. Mit zwei Kindern, einer alten Oma und einem Mann, der sich nicht einmal selber ein Butterbrot schmieren konnte.
Als die Kinder 18 und 19 waren, habe ich zu ihm gesagt: »Ich habe genug für die Familie getan, jetzt will ich endlich was für mich selber tun. Ich finde mein Leben unerträglich. Ich laufe nur von unten nach oben und von oben nach unten, um dieses Haus sauber zu machen. Ich bin nur dazu da, daß

ich dir deine Sachen stopfe und frische Kleider hinlege. Jetzt ist Schluß damit, ich will wieder studieren.«
Mein Mann war nicht einverstanden. Er stammt aus einer ostfriesischen Bauernfamilie, und seine Mutter hat ihn immer nur bedient. »Wir haben geheiratet, damit du Tag und Nacht bei mir bist«, hat er gesagt, »ich will das nicht.«
Das war der Anfang vom Ende unserer Ehe.
Kurze Zeit später starb mein Vater und vererbte mir Geld. Plötzlich war ich unabhängig und nicht mehr auf meinen Mann angewiesen. Ich konnte mir mein Studium und mein Leben selber bezahlen.
Mein Mann war unzufrieden und fühlte sich vernachlässigt. Er nahm sich eine Freundin.
Ich wollte mich scheiden lassen. Ich wollte machen, was ICH wollte – endlich! Früher habe ich nach der Pfeife meiner Mutter getanzt, dann war ich für die Familie da. Und jetzt wollte ich zum ersten Mal in meinem Leben für MICH da sein. In der Nacht nach der Scheidung ist mein Mann gestorben.
Wir haben uns in den ersten Jahren unserer Ehe sehr geliebt, und ich habe nichts vermißt. Er war ein sanfter, ein liebevoller, ein zärtlicher Mann. Er hat mir meine Mutter ersetzt, die mir nie genug Liebe und Geborgenheit gegeben hat. Mein Vater war an der Front. Sie mußte allein für fünf Kinder sorgen und fuhr oft stundenlang für ein paar Kartoffeln herum.
Ich war das erstgeborene Kind. Am Anfang hat meine Mutter mich über alles geliebt – bis mein Bruder zur Welt kam. Das war eineinhalb Jahre später, und dann war er »der süße dicke Brocken«, der Großartige, der Mann, den sie vergötterte. Sie hat mich fallen gelassen. Und dieses Fallenlassen habe ich bis heute nicht ganz überwunden.
Sie sagte immer zu mir: »Du bist ein liebevolles, kleines Mädchen, aber mit dir kann man nichts anfangen. Du bist

nicht so klug und nicht so begabt wie deine Brüder.« Gleichzeitig wollte sie, daß aus mir eine Frauenrechtlerin wird, eine starke Persönlichkeit. Sie wollte mich groß machen, aber sie hat mich nie gelten lassen.
Meine Mutter war mit meiner Ehe nicht einverstanden. Mein Mann war aus einfachen Verhältnissen, aber wild nach oben strebend. Er hat es bis zum Doktor gebracht. Trotzdem hat sie immer gesagt: »Wie konntest du einen Mann aus so kleinen Verhältnissen heiraten. Das kann nicht gutgehen.«
Ich habe meine ganze Ehe hindurch versucht, aus ihm eine Persönlichkeit zu machen. Es ist mir nicht gelungen. Er war zuverlässig, er war nett, er war in seinem Beruf erfolgreich. Wir haben hohe Berge bestiegen und sind miteinander gesegelt und im Sturm gekentert. Das war alles sehr schön. Aber er fand meine geistigen Interessen langweilig und konnte nichts damit anfangen.
Nach Jahren mußte ich ihn immer noch bei Geschäftsessen unterm Tisch treten, weil er eine Hand in der Westentasche hatte und mit der anderen das Essen in sich hineinschaufelte. Und wenn ich ihm nicht täglich saubere Sachen hingelegt hätte, dann wäre er auch mit einem fleckigen Hemd und ohne Knöpfe aus dem Haus gegangen.
Mit der Zeit wurde die Kluft zwischen uns immer größer. Er war ein liebevoller Kuschelbär, aber das genügte mir nicht mehr. Er wollte sich anlehnen und versorgen lassen wie ein Kind.
Unsere Ehe wurde langweilig. Nicht nur die Sexualität. Es gab einfach keine Spannung zwischen uns.
Wahrscheinlich ist es meine Schuld. Wahrscheinlich will ich immer zuviel von den Menschen. Wie meine Mutter. Die wollte auch immer zuviel von mir. Sie wollte, daß ich großartig werde, und dann wollte ich von meinen Männern, daß sie großartig werden.
Nach meiner Scheidung war ich viele Jahre allein. Zuerst wa-

ren die Kinder noch im Haus und ich studierte, und dann hatte ich meine Heilpraxis und habe nur gearbeitet.
Hin und wieder gab es einen Mann in meinem Leben. Aber es war nichts von Bedeutung. Ich liebe Abenteuer, aber diese sexuellen Abenteuer sind nichts für mich.
Auf einem Ärztekongreß habe ich dann meinen Freund kennengelernt. Er ist 36 Jahre jünger als ich und keine Persönlichkeit. Seit 14 Jahren bemühe ich mich, ihn zu formen. Er ist ein Intellektueller, und ich halte ihn für sehr begabt. Aber er hat keine eigene Meinung. Wenn er einen Vortrag hält, kann er nicht vertreten, woran er glaubt, dann gibt er nur fremde Meinungen wieder. Das stört mich an ihm. Außerdem ist er hart und egoistisch und ein Schmarotzer. Aber ich liebe ihn trotzdem. Er ist der erste Mann in meinem Leben, der mich nicht langweilt, der mir's immer spannend macht. Er behandelt mich so, daß ich immer wieder Lust habe, ihn zu sehen, daß ich immer wieder Sehnsucht nach ihm bekomme.
Er hat so eine distanzierte Art, die ich nicht genieße, aber die mich immer in Aufregung hält. Wenn wir uns verabreden, dann weiß ich zum Beispiel nie, ob er wirklich kommt. Ich bin schon viele Male vor seiner Wohnungstüre auf der Treppe gesessen und habe auf ihn gewartet. Manchmal ist er dann erst zwei Stunden später gekommen. Oder einmal, da hat er sich sehnlichst gewünscht, in die Karibik zu fliegen. Ich habe ihm diesen Wunsch erfüllt und die Reise bezahlt. Und dann ist er einfach nicht zum Flughafen gekommen. Er hat mir ein Telegramm geschickt, daß er leider verschlafen hätte. Ich bin dann allein geflogen, und er kam am nächsten Tag nach – strahlend, als ob nichts gewesen wäre.
Ich habe oft darüber nachgedacht, was da läuft. Er wollte sich wahrscheinlich distanzieren und nicht haben, daß das so eine Art »Verlobungsreise« wird. Wir haben schon viele Reisen miteinander gemacht. Nach Frankreich, nach England,

nach Holland. Wir haben meistens in einem Zimmer gewohnt und dicht an dicht in einem Bett geschlafen. Aber in der Öffentlichkeit hat er kaum mit mir gesprochen. Er wollte nie, daß unsere enge Beziehung erkannt wird. Er wollte nie, daß man uns für ein Paar hält.

Auf unseren Reisen haben wir stundenlang miteinander im Bett geredet. Aber schlafen wollte er nicht mit mir. Ich würde gerne mit ihm schlafen. Aber ich bin rücksichtsvoll. Ich denke mir immer, es muß ja nicht sein. Ich habe das alles schon jahrelang in meiner Ehe gehabt. Wozu soll ich ihn zwingen?

Ich weiß auch gar nicht, ob er sexuell in Ordnung ist. Wir waren einmal auf einem Kongreß, da hat er eine Frau mit aufs Zimmer genommen. Die habe ich dann gefragt, wie's war. Da hat sie gesagt: »Es war gar nichts, es war wie mit einem Vater.« Ich bin auch nicht eifersüchtig. Ich denke mir, er braucht diese Spannung mit anderen Frauen. Und weil er in den vierzehn Jahren immer wieder zu mir zurückgekommen ist, kann ich das alles mit Gelassenheit beobachten.

Ich glaube, daß diese Bindung für mich auch deshalb so spannend ist, weil dieser Mann gleichzeitig mein Studienobjekt ist. Ich studiere die menschliche Natur. Ich finde faszinierend, daß es so etwas überhaupt gibt. Die meisten Menschen pochen doch auf Wahrheit und Verläßlichkeit und versuchen, selber so zu sein. Und jemand, der ganz anders lebt, bleibt ein ewiges Rätsel. Das gefällt mir. Es ist jedenfalls aufregender, als wenn man jeden Tag die Wahrheit sagen muß und nichts klauen darf.

Das macht die Spannung aus, das hält mich jung. Und deswegen bin ich nicht so verschlafen, wie andere in meinem Alter, die nur noch rumsitzen.

Ich weiß nie, was mit ihm los ist. Manchmal behandelt er mich wie eine Fremde, dann hat er wieder so Anfälle, da umarmt er mich und küßt mich ... Man könnte vielleicht

sagen, daß er zuerst die Verweigerung braucht, damit Erotik entstehen kann. Es ist ein seltsames Verhaltensmuster.
Er ist das Gegenteil von meinem Mann: unberechenbar, unzuverlässig und sprunghaft. Oft warte ich tagelang auf seinen Anruf, oft verschwindet er einfach aus meinem Leben, und ich weiß nicht, wo er ist. Aber wenn wir zusammen sind, dann ist es schön, dann ist es spannend. Ich mache es mir einfach schön! Oder ich bilde mir vielleicht ein, daß es schön ist?
Die meisten Menschen haben so ein Bedürfnis nach Gleichmäßigkeit. Egal, ob es Frauen oder Männer sind. Ich habe das nicht. Ich mag, daß ich nie weiß, was als nächstes geschieht.
Mein Freund und mein Sohn sind fast gleich alt. Und in gewisser Weise sind sie sich auch ähnlich. Jedenfalls brauchen sie beide immer Geld. Was ich denen schon Geld gegeben habe!
Früher war es mir ja egal. Da hatte ich noch genug. Aber jetzt mache ich mir langsam Sorgen, ob es noch reicht. Mein Sohn sagt immer: »Es wird schon noch reichen, so lange lebst du ja nun auch wieder nicht.«
Mein Freund schuldet mir 10 000 Mark. Er zahlt mir das Geld nicht zurück, obwohl ich ihm immer sage: »Wenn du mir das Geld gibst, dann bist du mich ganz schnell los.« Aber er will mich halten. Er will mich nicht verlieren!
Ich habe ihm im Laufe der Jahre noch viel mehr Geld gegeben. Die vielen Reisen, alles, was ich bezahlt habe. Ich habe trotzdem nicht das Gefühl, daß ich ihn aushalte. Ich habe mir immer gedacht: »Ich habe genug davon. Warum sollen wir nicht zusammen schöne Dinge tun, die er sich nicht leisten kann?«
Ich glaube, daß er mich liebt, daß er mich braucht und von mir abhängig ist. Ich habe einmal eine Astrologin nach unserer Beziehung gefragt, und die hat gesagt: »Es ist eine phan-

tastische aber seltsame Verbindung. Und daß Ihnen so etwas in Ihrem Alter begegnet, dafür können Sie nur dankbar sein. Es ist ein Reißen und Stoßen, aber Liebe über alles.« Und an diesen Sätzen halte ich mich fest, obwohl ich sie manchmal, bei dem, was er tut, gar nicht mehr glauben kann. Aber dieses Hin und Her, dieses Auf und Ab, das ist unser Leben. Manchmal wünsche ich mir, daß er zutraulicher wäre, daß er verläßlicher wäre. Aber vielleicht würde er mich dann langweilen – wie damals mein Mann.

Ich verlange nicht, daß er mir sagt, daß er mich liebt und ohne mich nicht leben kann. Es genügt mir, daß ich es für mich weiß und daran glaube. Aber ich wünsche mir, daß er einmal den Satz sagt:

»Ohne dich hätte ich das alles nicht geschafft, ohne dich wäre ich nie so geworden.«

Als Milena mit dem Hochstapler das Lokal betrat, grinsten die anderen Gäste. Juri war bekannt in diesem Vorstadtbeisl. Ein kleiner Gauner mit einem großen Herz.
Milena bemerkte das Lachen nicht – oder wollte es nicht bemerken. Sie ging mit ihrem Kopftuch und den alten, abgearbeiteten Händen einer Putzfrau stolz an seinem Arm, und ihre Blicke galten nur ihm.
Sie sah nicht, daß er verlebt war, sah nicht die Blicke der anderen. Sie saß mit Juri und war glücklich.
Endlich hatte sie wieder jemanden in ihrem Leben, der sie streichelte, den sie streicheln konnte. Endlich lag jemand mit ihr in dem schmalen Bett, das für sie allein trotzdem zu groß war. Endlich war sie nicht mehr einsam.
Milena fragte nicht nach Morgen. Sie fragte nicht nach den Ersparnissen, die sie gehabt hatte und von denen Juri jetzt lebte.
Milena hatte sich genommen, was sie brauchte.

Als sie seine Hände auf ihrem Körper spürte und Berührungen erfuhr, nach denen sie sich ein ganzes Leben gesehnt hatte, wußte sie noch nicht, daß diese Hände sein Beruf waren. Daß er sie an alte Damen verkaufte, die nicht auf das Gefühl der Schmetterlinge im Bauch verzichten wollten, nur weil sie in die Jahre gekommen waren.

Eines Tages mußte er wieder gehen. Sie war keine alte Dame, und reich war sie auch nicht.

»Weißt du«, sagte sie verträumt, »zum ersten Mal in meinem Leben kann ich Frauen verstehen, die für einen Mann bezahlen. Und wenn ich alt bin, werde ich für Manolis ein kleines Schloß kaufen, und er soll nichts anderes tun, als mir mit dieser wunderbaren Stimme vorlesen und mich streicheln.«

»Ich mag keine alte Haut. Alt bin ich selber.«

Klara M., 66 Jahre

Es ist schon früher Morgen, als sie an unseren Tisch kommt. Ich kenne sie flüchtig. Ihre Tochter ist in meinem Alter. Sie ist ein wenig betrunken, wie wir alle in der Nacht des großen Festes. Breitbeinig und gelassen sitzt sie da, die stämmigen, schwarzbestrumpften Beine in feinen Lackschuhen. Ein verschmitztes, fröhliches Gesicht, graublitzende Augen, kurze, braun-gelockte Haare. Die üppigen Formen in einem schwarzen Kleid gebändigt.
Männer kommen und gehen. Bleiben stehen für ein paar freundliche Sätze, für ein warmes Lächeln. Legen ihren Kopf für ein paar Sekunden an ihren weichen Busen, lassen sich über die Wange streichen. Einige sind jung und attraktiv.
Klara nimmt ihre Gunstbezeugungen mit Selbstverständlichkeit entgegen: »Jo, do staunschst«, sagt sie in ihrem urwüchsigen, schweren Tiroler Dialekt, »alle kemmen sie zu mir. Die jüngschten und schensten konn' i' hobn. Aber in der Fruah, da miassans geh'n und i moch ihnen nit amol an Kaffee. Nie mear moch i an Mann an Kaffee!«

33 Jahre habe ich seine Unterhosen gewaschen. 33 Jahre habe ich ihm jeden Tag sein Frühstück ans Bett gebracht. Zwei belegte Brote, ein Marmeladenbrot, ein weiches Ei und schwarzen Kaffee. Ich war seine Dienerin. Alles habe ich für ihn gemacht.
Wenn ich heute daran denke, was ich mir alles gefallen lassen habe. Wie lange man braucht ... und daß man so blöd ist ...
In den letzten zehn Jahren unserer Ehe hat er mich nicht angerührt. Nicht einmal berührt hat er mich. Die längste Zeit habe ich geglaubt, daß er impotent ist, weil er die vielen Operationen hatte. Und immer, wenn er im Krankenhaus war, hat er gesagt: »Weibi, wenn ich herauskomm', dann geht's wieder«. Aber dann war nie was. In Wirklichkeit hat

er die schönsten Weiber gehabt. Aber ich habe zehn Jahre gebraucht, bis ich draufgekommen bin.
Dabei haben wir uns einmal geliebt. Jahrelang ist es gut gegangen. Ich war sein »Weibi«, und er war mein »Burli«. Es war immer lustig mit ihm.
Ich war 39, im schönsten Alter, da ist er nur noch zweimal im Monat zu mir gekommen. Aber ich war so blöd, ich hab' geglaubt, das gehört so. Wir haben nie darüber gesprochen.
Ich habe mich selbst befriedigt, bis ich mir gedacht hab: »Ja, kruzifix, schaut mich denn ein anderer auch nicht an?«
Ich bin damals jedes Jahr mit meiner Freundin nach Kärnten auf Schiurlaub gefahren. Und jedes Jahr zur gleichen Zeit war ein Förster dort. Ein Naturbursch, ein fescher. Und mit dem hab' ich dann die 14 Tage verbracht. Das war eine schöne Zeit.
Ich habe immer wieder versucht, wie ich bei anderen Männern ankomme. Das war wichtig für mich. Sonst denkst du ja, du bist eine vollkommene Null.
Daß einen der Mann, mit dem man lebt, nie mehr berührt, das ist ein Wahnsinn!
Ich hab' nie jemandem gesagt, wie mich das alles trifft. Ich war immer die fröhliche. Das hab' ich von meiner Mutter. Die hat auch immer gelacht. Aber meine Gehirnhautentzündung, die habe ich sicher aus Kummer bekommen.
Ich habe oft an Scheidung gedacht. Aber da war noch das Kind. Da hab' ich immer Rücksicht genommen.
Er hat mich auch immer mit dem Sterben erpreßt, damit ich bei ihm bleibe. Seine Eltern sind beide mit 50 an Verkalkung gestorben, und er ist jetzt schon ein Ersatzteillager. Was ich diesen Mann gepflegt habe. ...
Ich konnte auch nie mit ihm streiten. Es war ganz unmöglich. Wenn ich angefangen habe, mit ihm zu reden, dann hat er immer nur gesagt: »Drei F hast du. Fett, faul, frech.«

Dann war ich still. Für ihn war ich nur noch die Frau mit den drei F.
Er hat nicht einmal ferngesehen mit mir. Wenn er vom Jagen gekommen ist, habe ich aufspringen müssen und sofort für ihn kochen gehen. Egal, ob es gerade spannend war und ob der Film mich interessiert hat. Ich hab' mich schon sehr unterdrücken lassen. Wenn ich nicht an einem Tag in der Woche in die Sauna gegangen wäre, dann hätt' ich überhaupt nichts gehabt. Ich konnte mir in Innsbruck auch nicht viel erlauben.
Daß ich mich trotzdem getraut hab', mit dem Sergio ein Verhältnis anzufangen, wundert mich heute noch. Sieben Jahre lang hab' ich ihn in seinem armseligen Zimmer besucht, am anderen Ende der Stadt. Mindestens zweimal in der Woche. Wir haben uns sehr geliebt. Aber dann ist er nach Italien zurückgegangen. Er schreibt mir immer noch schöne Briefe: Du warst meine Sonne, du warst mein Geschenk. ...
Diese Beziehung hat mich aufrecht gehalten. Gewußt hat es aber kein Mensch. Sonst wär' er schön blamiert gewesen: mein Mann, der Herr Hofrat.
Er wollte sich nie scheiden lassen. Es war ja praktisch mit mir. Ich war seine Leibeigene, und er hat immer zu mir gesagt: »Weibi, was tätst du ohne mich?« Und ich hab' es ihm geglaubt.
Ich war 60, da bin ich nach 33 Jahren Ehe endlich weggegangen. Ich weiß nicht, ob ich mich getraut hätte, wenn nicht meine Tochter gewesen wäre. Ich hab' mich scheiden lassen und bin zu ihr nach München gezogen.
In München war ich nie so einsam wie in meiner Ehe. Ich hab' mir eine kleine Wohnung eingerichtet, mit dem Geld, das ich bei der Scheidung bekommen hab'. Da war ich niemandem mehr Rechenschaft schuldig.
Es hat zwei oder drei Jahre gedauert, bis ich es wirklich begriffen habe: »Ja, das gehört dir, ganz allein. Jedes einzelne

Möbelstück gehört dir. Du bist frei! Niemand, für den du kochen mußt, niemand für den du waschen mußt, niemand der von dir fordert!

Langweilig ist mir eigentlich nie. Ich kann mich gut beschäftigen. Drei Tage in der Woche kommt mein Enkel nach der Schule zu mir und schläft meistens auch hier. Und wenn ich einen Anflug von Depression bekomme, dann tu ich sofort was. Geh' zu Fuß auf den Markt und kauf' frisches Gemüse, oder geh' ins Hallenbad schwimmen.

Ich bin glücklich. Zuerst habe ich mir gedacht: Redest du dir das ein? – So wie der Fuchs, dem die Trauben zu hoch hängen? Aber wenn ich nach Hause komme und einfach alles fallen lassen kann, dann bin ich glücklich und denk mir: »Mein Gott, ist das schön, allein. ...

Unten in meinem Haus ist ein Restaurant. Der Besitzer ist in meinem Alter und will immer mit mir anbandeln. Aber ich will nicht. Der braucht sicher jemanden, der ihm seinen Haushalt führt und für ihn wäscht.

Außerdem ist er mir zu alt. Ich mag keine alten Männer. Ich mag keine alte Haut. Alt bin ich selber.

Ich war immer dick. Aber ich hab' mich mein ganzes Leben lang gepflegt. Ich bürste mich jeden Tag mit Öl, und ich hab' schon mindestens ein ganzes Haus in meine Hautcremen investiert.

Einmal in der Woche helfe ich in einem Restaurant in der Küche aus. Und wenn ich dann in der Nacht fertig bin, stell' ich mich an die Bar. Ich habe eine Zeitlang gebraucht, bis ich begriffen habe, daß ich tun kann, was ich will. Am Anfang hab' ich mich immer betrinken müssen, bevor ich einen mitnehmen konnte. So ohne ist das nicht gegangen, nach 33 Jahren Knechtschaft.

Eigentlich bin ich immer wieder überrascht, daß die Männer mit mir gehen. Sie könnten doch Jüngere und Schönere haben. Vielleicht, weil ich lustig bin. Wenn ich etwas getrunken habe und anfange zu singen, dann ziehe ich sie in meinen Bann. Letzthin ist einer gekommen und hat gesagt: »Die jungen, feschen Frauen, die können einpacken, neben dir.« So etwas gibt mir Auftrieb.

Wenn ich meiner Tochter von meinen Männern erzähle, dann sagt sie: »Recht' hast, Mutti.« Nur meine Schwester akzeptiert mein Leben überhaupt nicht. Sie sagt immer: »Seit der Gehirnhautentzündung bist völlig deppert worn.«

Ich fühle mich sauwohl. Und das macht einen schöner. Wenn ich so eine schöne Nacht habe. ... Zum Beispiel mit dem Schauspieler: Ein Bild von einem Mann! 36 Jahre alt. Der hat sich in der Früh hingekniet an mein Bett und hat gesagt: »Ich danke dir.«

Ich hab' mich gewundert, daß so ein fescher, junger Kerl mit einer Alten, Dicken mitgeht. Und sich dann auch noch bedankt. Eigentlich müßte ich mich bedanken. Aber ich habe nichts gesagt.

Für jeden, den ich mitnehme, stelle ich einen Kasperl übers Bett. 17 sind es schon, seit ich geschieden bin. Für die guten einen großen, für die schlechten einen kleinen. Es sind aber nicht viele kleine.

Jetzt bin ich 66. Und manchmal denk' ich mir, ich muß doch endlich mit den Männern aufhören. Das gehört sich doch gar nicht mehr, in meinem Alter.

Aber letzthin, da hat wieder einer bis zum Morgen auf mich gewartet. Ich weiß nicht, warum. Vielleicht hat er sich gedacht: Die ist reif fürs Bett. Jedenfalls habe ich ihn mitgenommen.

Aber ich muß mir die Männer auf Distanz halten. Eine schöne Nacht – aber bleiben darf keiner. Ich will sie in der Früh nicht neben mir haben. Ich will auch nicht, daß sie wiederkommen. Da fangen dann nur die Verpflichtungen an. Ich will mit ihnen schlafen und damit basta. In meinem Alltag sind sie überflüssig.

Ich will nie mehr einen in meinem Leben haben, für den ich etwas tun muß.
Ich will nie mehr einem Mann einen Kaffee kochen.
Ich will nie mehr eine Dienerin sein.

Er half ihr aus dem Mantel. Glatte Höflichkeit, jahrelang geübt. Sie nahmen am Nebentisch Platz und sahen sich schweigend um. Ein Lokal, wie es viele gibt in Wintersportorten: Kitschig geschnitzte Deckenbalken, geschmacklose Stofflampen, nachgebaute Bauerntische. Es gab nichts darüber zu sagen. Der Kellner brachte die Speisekarte. Sie studierten sie ernsthaft und jeder für sich.

Und jetzt geschah die einzige Intimität an diesem Abend, die sie als Paar auswies: Sie hatten nur eine Lesebrille. Er reichte sie ihr mit einer Geste, die so automatisch war, wie das Lächeln, das sie begleitete.

Ich sah sie an. Die Frau und den Mann am Nebentisch. Sie mochten beide um die 50 sein.

Sie: Frisch gefönte Haare, eine gute Figur, lackierte Fingernägel, sorgfältig geschminkt. Augen wie ein mißtrauischer Vogel. Immer auf der Hut vor der nächsten Verletzung, vor der nächsten Gefahr.

Er: Fett geworden von den vielen Geschäftsessen und der ewigen Unzufriedenheit. Mit einem abwesenden, jovialen Lächeln im müden Gesicht, das längst zur Maske geworden war. Resigniert von seinem schlechten Gewissen, gelangweilt vom Betrügen.

Das Schweigen zwischen ihnen war schon lange Gewohnheit geworden und wurde nur manchmal durchbrochen. Dann sprach er von neuen Autos und sie von diesem schrecklichen Winter ohne Schnee.

Wie ihre Geschichte weiterging? Ich werde es

nie erfahren. Er wird wahrscheinlich statt der tausend kleinen Affairen eine Geliebte haben, die er immer weniger vor ihr versteckt. Sie wird wahrscheinlich austrocknen und sich keinen anderen Mann mehr nehmen. Weil sie nicht den Mut hat, ihre Sicherheit aufzugeben. Weil sie keine neuen Kränkungen will. Weil der »Marktwert« einer verbitterten Frau um 50 gleich null ist. Eines Tages wird sie vergessen und ihren Freundinnen erzählen, daß sie »es« nicht mehr braucht. Daß sie froh ist, daß »das« vorbei ist.
Und wenn sie von einem »Er« erzählt, der glatzköpfig und zahnlos ist und den sie liebt, dann wird sie ihren Enkelsohn meinen, den ihre Tochter zum Babysitten vorbeibringt.

»Zuerst kommt die Reife, aber dann kommt das Schrumpeln.«

Vivianne, 74 Jahre

Sie lebt für die Schönheit und findet sich selbst nicht mehr schön. Alles an ihr ist zerbrechlich und zart. Der langgliedrige Körper, die schmalen Handgelenke, das schöne Gesicht mit den hohen Backenknochen und den großen, grauen Augen. Man hat ihr oft gesagt, daß sie Greta Garbo ähnlich sieht.
Im sonnendurchfluteten Wohnzimmer hängt ihr Lieblingszitat von Ingeborg Bachmann: »Und manchmal trifft mich ein Splitter traumsatten Marmors, wo ich verwundbar bin durch Schönheit im Aug'.«
»Wenn ich gut angezogen bin«, sagt sie »dann mach' ich was her, dann kann ich hervorragend aussehen. Ich bin eine auffallende Person und sehr erotisch. Aber mein welkes Fleisch macht mich traurig.«

Die Liebe ist für mich das Wichtigste im Leben. Mit diesem Gefühl bin ich schon als Kind vertraut geworden. In meiner Familie waren alle zärtlich, und ich bin ein ausgesprochen zärtliches Wesen.
Ich war ein sehr phantasievolles Kind. Ich fühlte mich völlig selbstverständlich. Ich war einfach ein Stück Leben. Ich bin immer auf die Menschen zugegangen. Man hat mich hemmungslos sein lassen, ich war ohne Scheu und sehr natürlich. Ich saß den älteren Herren auf dem Schoß, und meine Mutter hat immer gesagt, »du bist eine Herzensdiebin«.
Mit zunehmendem Alter wurde das immer komplizierter, weil meine Natürlichkeit falsch verstanden wurde. Ich konnte meinen Gefühlen nicht mehr nachgeben und so zärtlich sein, wie mir zumute war. Ich leide noch heute darunter, daß ich nicht schmusen kann, nicht zärtlich sein kann, ohne daß es Folgen in Richtung Sexualität hat.

Wenn Sex mit Liebe zusammenhängt, dann ist das ja was anderes. Aber losgelöst davon – das mag ich nicht. Wenn man jung ist, dann passieren immer wieder fleischliche Dinge. Ich kann diese Geschichten nicht leiden. Das war schon immer so. Daß die Lust über mich bestimmt, das kann ich nicht vertragen.
Diese aufwallenden Momente von sexueller Sinnlichkeit, in denen man die Kontrolle verliert, haben mich immer gestört. Es war etwas Fremdes, was da mit mir passierte, und dazu hatte ich keine Lust.
Und wenn es mit Liebe verbunden ist, dann besteht das Risiko, daß man sich total drauf einläßt. Dann ist es erst wirklich gefährlich, weil man leicht den Boden unter den Füßen verliert. Daß man sich denkt ja, ja, ja, das ist es, das Wunderbare – das denkt man ja jedesmal. Dann ist es wie ein Vulkan, der sich selber in die Luft sprengt. Und dann fühle ich mich wie der Krakatau … grauenhaft.
Ich hatte eine ganz große Liebe in meinem Leben. Es war eine wunderbare Leidenschaft, und Alain hat sich für mich scheiden lassen. Ich war sowieso schon geschieden. Die Ehe mit meinem Mann hat einen merkwürdigen Verlauf genommen. Ich hätte das nie gedacht, weil ich ihn schon seit meiner Kindheit kannte. Ich habe ihn auf einem Kindermaskenball kennengelernt, und wir waren ganz dicke Freunde. Aber mit der Realität hatte das alles wenig zu tun. Ich hatte immer schon einen wenig ausgeprägten Wirklichkeitssinn. Ich war selbständig, aber gleichzeitig sehr versponnen.
Als wir dann verheiratet waren, hatte der Mann mit dem Knaben von damals, in den ich so verliebt war, überhaupt nichts gemeinsam. Es war wohl alles ein Irrtum.
Mein Freund Alain und ich, wir lieben uns noch immer. Aber ich gehe mit ihm nicht mehr ins Bett.
Ich hatte eine große Operation, an der ich fast gestorben wäre. Als ich nach drei Monaten wieder gesund war, war

mein Körper zerstört. Ich war Sängerin und konnte plötzlich nur mehr lallen. Mein Lebensgefühl hängt aber sehr stark mit meiner Stimme zusammen. Es hat Monate gedauert, bis ich wieder normal sprechen konnte. Ich habe auch eine Narbe über den ganzen Körper. Das sieht furchtbar aus. Man muß ja nicht unbedingt miteinander ins Bett gehen. Das Sexuelle geht einem sowieso zu sehr an die Wäsche. An einem bestimmten Punkt, wenn es dann zum Orgasmus kommt...

Eine geile Frau bin ich nie gewesen, ich mußte es nicht unbedingt haben. Und diese Pein der Lust, die man in der Jugend empfindet, die ist ja Gott-sei-Dank vorbei.

Alain hat einen wunderbaren Kopf und eine große erotische Ausstrahlung. Aber er könnte nicht mehr mein Liebhaber sein, und das weiß er auch.

Um Gottes Willen nein! Ich kann gar nicht sagen, wie peinlich mir das wäre. Es gehört doch zu den Sensationen, sich auszuziehen. Aber wenn ich weiß, was dann kommt – das kann doch gar nicht schön sein. Ich finde es unzumutbar!

Er ist ja inzwischen auch schon 80, und welkes Fleisch ist mir unangenehm, nicht nur bei mir selber. Ich mag auch keine alten Männer.

Ich erlebe doch, wie sich die Haut verändert, auch wenn es erstaunlicherweise bei mir immer noch ganz gut geht. Ich ziehe mich so an, daß man möglichst wenig davon merkt – außer in meinem Gesicht. Das ist aber nicht so schlimm, weil ich schöne Züge habe, weil ich einen interessanten Kopf habe. Das finden die Menschen bemerkenswert, und das genieße ich sehr. Es wäre verlogen, wenn ich das nicht wüßte. Das Selbstbewußtsein hat ja etwas mit dem Bewußtsein über das eigene Ich zu tun. Und wenn man selbstkritisch ist, dann weiß man natürlich auch die positiven Dinge.

Aber ich würde nie eine Bluse mit kurzen Ärmeln tragen. Die üblen Sachen, die fangen an den Unterarmen und am

Ellbogen an. Und an den Beinen und am Hintern auch. Das finde ich ganz scheußlich.
Daß dieser filigrane, dieser elfenhafte Schmelz der Jugend verloren geht ... Zuerst kommt die Reife, aber dann kommt das Schrumpeln. Alles, was mir in der Natur nicht gefällt, die schrumpeligen Äpfel, das welke Laub, das gibt es beim Menschen auch.
Ich sehe es auch bei den anderen Frauen: Die ziehen oft Dinge an, die nicht mehr zu ihnen passen und zeigen, wie da alles wabbelt. Man soll sich eben nicht mehr ausziehen. Solange man angezogen bleibt, ist alles in Ordnung.
Jetzt genieße ich die Erotik. Sie ist überall. Mein ganzes Leben ist erotisch, rundum. Man hängt am Strom und ist erregt. Aber es ist eine ganz andere Wellenlage – nichts Sexuelles.
Ich habe Spaß am Lächeln und Spaß daran, wenn ich durch die Straßen gehe und merke, daß die Menschen auf mein freundliches Gesicht reagieren.
Schönheit wirkt erotisch auf mich. Ob ich eine schöne Landschaft sehe, ob es Menschen sind, ob es Kunst ist – wenn mir Schönheit bewußt wird, löst das in mir ein Gefühl aus, das mich trägt, das mich glücklich macht. Dann zerfließe ich, und das ist ein sehr erotischer Moment.
Die erotische Liebe ist wunderbar. Und es gibt immer wieder junge Männer, bei denen ich bemerke, daß es funkt, daß sie mich wollen. Ich sende auch meine Signale aus und setze meine Ausstrahlung und meinen Charme ein. Aber man muß aufpassen, daß man nicht die Grenze überschreitet. Man darf nicht umkippen und in der Sexualität landen. Besonders, wenn es um jüngere Männer geht. Ich habe da so meine Erfahrungen ... Man muß achtgeben, daß man das selbst dirigiert und diese jungen Menschen nicht unglücklich macht.
Sexualität muß ja nicht unbedingt sein. Es genügt mir zu

wissen, daß mich die Männer mögen. So viele liebevolle Worte, wie ich jetzt zu hören bekomme ... richtige Liebeserklärungen. Ich weiß, daß es stimmt und daß es nicht nur Begehren ist. Früher wußte ich immer, das ist nicht die Liebe, das ist nur der Wurf mit dem Lasso nach mir. Wenn jetzt die jungen Männer kommen, die mich verehren, dann weiß ich genau, daß es mir gilt.

Sie sind so zärtlich zu mir! Sie küssen mich, sie sagen Koseworte zu mir, sie halten meine Hand. Sie haben immer Lust, mich zu umarmen. Ich weiß gar nicht, wo ich all die Dankbarkeit hernehmen soll, für so viel Zuneigung.

Solche Erlebnisse, wo man sich gegenseitig liebe Sachen sagt und sich in den Armen liegt, habe ich viele. Aber was soll ich mit diesen Männern im Bett?

Was soll aus solch einer Geschichte werden? Und dieser schale Geschmack dann. ...

Obwohl – es kann ja wieder passieren, daß plötzlich der Blitz einschlägt. Und nur dann will ich es.

Und es ist wichtig, daß es sich um einen Mann handelt, der Charme hat, bei dem ich das Gefühl habe, daß er mich wunderbar findet. Und wenn es so wäre, obwohl ich ein altes Weib bin, obwohl er das sehen muß, dann ...

Aber ich ermutige die Männer nicht. Mir genügt die Erotik und die Zärtlichkeit.

Ich fühle mich wohl in meiner Haut. Ich habe überhaupt keine Schwierigkeiten mit mir.

Einen ganzen Tag lang hatten wir in der Küche verbracht. Frieda und ich. Berge von Hühnerschenkeln gemeinsam paniert, mehr als hundert Brötchen verziert. Das verbindet.

Frieda ist eine »gute Seele«. Eine die immer Zeit hat, die für alle da ist.

Der Mann, den sie geheiratet hat, ist der schönste im Dorf gewesen. Und der schwierigste.

Von seiner Schönheit ist wenig geblieben. Schwierig ist er noch immer.

Einer, der sich nur fürs Wirtshaus und die anderen Frauen schönmacht. Zuhause sitzt er den ganzen Tag in seinem Trainingsanzug herum. Grauverwaschen, mit ausgebeulten Knien, gehört er zu ihm wie eine zweite Haut.

Frieda hat sich längst daran gewöhnt. Auch daran, daß er immer nach Rauch stinkt, von den vielen Zigaretten, die ihm der Arzt verboten hat.

Er hat in all den Jahren nie ihre Erwartungen erfüllt: Sie hat vier Kinder ohne seine Hilfe großgezogen. Seinen alten Vater gepflegt. Tonnen von Lebensmitteln in den vierten Stock geschleppt. ...

Jetzt braucht Frieda ihn nicht mehr.

Sie geht in die Berge, macht schöne Reisen und beachtet ihn so, wie man ein Haustier beachtet: Es gibt Futter und manchmal ein Streicheln über die Wange.

Dachte ich jedenfalls.

Bis zu diesem Tag in meiner Küche.

Über die Kuchenrezepte waren wir bei den Lebensrezepten angelangt, als Frieda sagte:
»Er war nie ein guter Ehemann, aber er ist ein guter Liebhaber. Da haben wir uns immer schon verstanden. Mit den anderen Männern gehe ich in die Berge. Da rennt die Erotik nur über Blicke und kleine Berührungen. Schlafen will ich mit keinem von denen. Die sind alle verheiratet. Das gibt nur ein Gerede. Dort hole ich mir meinen Appetit. Gegessen wird zu Hause. Das, was die Jungen immer glauben: daß wir keine Lust mehr auf Sex haben, das ist ein völliger Blödsinn. Ich bin jetzt 67. Ich könnte dir da Geschichten erzählen ...«
Frieda hat mir die Geschichten nie mehr erzählt. Die Intimität zwischen Kuchenblech und Kochtopf ist vorbei. Wenn ich sie manchmal danach frage, sagt sie den Satz, den meine Mutter mir schon gesagt hat:
»Kind, wie stellst du dir das vor? Darüber spricht man nicht!«

»Ich habe mich immer nach einer Frau gesehnt, die weich und anschmiegsam ist.«

Käthe D., 77 Jahre

Sie lebt in einer Arbeitersiedlung, die heute zu den Sehenswürdigkeiten der Stadt gehört: Sozialer Wohnungsbau aus den zwanziger Jahren. Architektur, die Geschichte gemacht hat. Damals wie heute sind »aufrechte Sozialisten« die Mieter.
Im Wohnzimmer, mit Blick auf den begrünten Innenhof, hat Käthe schon alles für unser Gespräch vorbereitet: Zwei einfache Stühle, einander streng gegenüber gestellt. In der Mitte ein altmodisches Tonbandgerät – zu meiner Kontrolle. Kein gemütliches Sofa, das die Fremdheit kaschiert. Kein Tässchen Tee oder ein Glas Wein.
Wir sitzen da, wie bei einem Verhör. Aber die Verhörte bin ich. Warum ich dieses Buch schreibe, muß ich Rede und Antwort stehen. Ob ich ein pornographisches Interesse habe – da stünde sie nicht zur Verfügung. ...
Dann gibt es Nachhilfeunterricht in Geschichte. »Ich war schon Sozialdemokratin, da war das noch ein Schimpfwort«, sagt Käthe. »Da galten wir als vaterlandslose Gesellen« und sieht mich streng an, als ich zugeben muß, von dem berühmten Arbeiterführer, der in ihrem Geburtsjahr ermordet wurde, nie etwas gehört zu haben.
Die ersten zwei Stunden sind vergangen, und sie hat noch kein Wort über »Käthe, die Frau« gesagt.
»Können Sie sich erinnern«, frage ich nach einer Weile, »ob Sie schon als Kind anders als die anderen gefühlt haben?«
Käthe schweigt eine lange Minute. Dann sagt sie: »Sehe ich anders aus als die alten Frauen, die Ihnen auf der Straße begegnen?«

Ich bin ein Mensch wie jeder andere. Ich empfinde in allen Dingen gut und schlecht, heiß und kalt. Ich spüre Regen und Wind und Sonne – wie alle anderen auch. Nur in einem Punkt empfinde ich anders als die große Mehrheit: Ich liebe Frauen. Warum das so ist, das weiß ich nicht. Ich weiß nur, daß ich schon als Kind das Bedürfnis hatte, Mädchen zu küs-

sen. Und wenn wir uns im Dunkeln versteckt haben und so eng aneinander gekuschelt waren, habe ich mir immer gedacht: Ich möchte so gerne die Anna küssen. Aber ohne, daß mir jemand gesagt hat, daß sich das nicht gehört, habe ich gewußt, daß ich das nicht darf.
Ich weiß nicht, wie die Kinder der reichen Leute aufwachsen. Bei uns waren immer Buben und Mädchen gemischt, und die Sexualität fängt früh an. Wenn die Kirche von kindlicher Unschuld redet, das ist ein Blödsinn! Die Buben haben schon ganz klein angefangen, uns unter die Röcke zu greifen und versucht, uns ihre kleinen Schwänze hineinzustecken. Das wollte ich nicht. Die waren so grob. Es hat mich abgestoßen. Vielleicht ist das der Grund, warum ich Mädchen lieber mochte. Wenn man sich Zärtlichkeit wünscht und nur Sexualität angeboten bekommt. ...
Es kann aber auch sein, daß es mit meiner Mutter zu tun hatte. Meine Mutter war eine Frau für Männer. Sie war so lebenslustig und hatte eine schöne Stimme. Mein Vater war Schichtarbeiter. In der Nacht hat er gearbeitet und am Tag geschlafen. Sie wäre so gerne ins Kino gegangen und hätte sich vergnügt. Dem Vater wäre am liebsten gewesen, wenn sie an seinem Bett gesessen wäre und seinen Schlaf bewacht hätte. Aber sie war nicht so ein Engel. Es waren immer junge Männer da, mit denen hat sie gesungen und gelacht und sich tätscheln lassen. Wenn ich mich an sie schmiegen wollte, hat sie gesagt: »Geh weg, ich mag das nicht.« Das hat mir in der Seele weh getan. Ich habe mich so nach Zärtlichkeit gesehnt!
Ich mußte Schneiderin lernen, obwohl ich mit den Händen nicht geschickt war. Aber in dieser Zeit der großen Arbeitslosigkeit mußte man froh sein, wenn man überhaupt eine Lehrstelle hatte. In meiner Werkstatt waren nur Jüdinnen beschäftigt. Wir sind den ganzen Tag an unseren Nähmaschinen gesessen, und am Wochenende haben wir Ausflüge gemacht.

Mit 17 habe ich zum ersten Mal bemerkt, wie stark ich empfinde. Es war auf einem Gewerkschaftsausflug. Sie war eine Berufskollegin, eine Jüdin. Ich habe mich in sie verliebt. Aber ich habe gewußt, das wird nichts, ich muß meine Gefühle unterdrücken. Von ihrer Seite war es Freundschaft, von meiner Seite war es Liebe. Sie hat nie etwas von meiner Liebe bemerkt. Ich habe mich verstellt, und dieses Verstellen ist mir zur zweiten Natur geworden. Mein ganzes Leben lang.

Nach der Arbeit bin ich zur Erna gefahren oder sie zu mir. Und im Winter, wenn es kalt war, hat sie ihre Hand in meine Manteltasche gesteckt, und ich habe sie gewärmt. Mehr war nicht.

Aber dann ist es passiert. Wir waren auf einer Gewerkschaftsschulung, und weil in dem Heim zu wenig Platz war, mußten die Erna und ich in einem Bett schlafen. Ich weiß nicht, was ihr eingefallen ist. Aber plötzlich hat sie meinen Kopf in die Hände genommen und mir einen Gute-Nacht-Kuß gegeben. Das war ein Kuß ... Ich bin im siebenten Himmel geschwebt. Aber bevor ich wieder heruntergekommen bin, hat sie sich umgedreht und ist eingeschlafen. Sie war sicher ahnungslos, was sie in mir ausgelöst hat. Ich konnte die ganze Nacht nicht schlafen: Ihre Lippen waren auf den meinen gewesen.

Ich konnte mit niemandem darüber sprechen. Ich hatte das Gefühl, daß ich die einzige bin, die so empfindet. Und mit der Erna konnte ich auch nicht darüber reden. Ich hatte Angst, daß sie sagen könnte, »Du bist ja pervers, du bist ja abnormal« – und dann hätte ich sie verloren.

Die Erna hatte einen Verehrer, also mußte ich auch einen haben – als Alibi. Aber wenn er mich unter dem Haustor geküßt hat, habe ich immer gedacht: Erna, mein Gott, Erna ... Dem Burschen, der die Erna begleitet hat, dem hätte ich am liebsten die Augen ausgekratzt, so eifersüchtig war ich.

Mit der Zeit ist es mir zuviel geworden. Ich habe furchtbar

darunter gelitten, daß ich immer lügen muß, daß meine Gefühle nie erwidert werden können. Ich habe oft an Selbstmord gedacht.
Dann hatte ich ein Angebot, in Budapest zu arbeiten. In einem Privatsalon. Ich habe sofort zugesagt. Ich wollte nur weg von der Erna und sie vergessen. Wir haben uns zwei Jahre lang Briefe geschrieben. Ich hab' sie nicht vergessen können.
In Budapest habe ich einen Mann kennengelernt, der wollte mit mir ein Verhältnis anfangen. Aber es war mir ganz unmöglich. Er war ein sympathischer Kerl, aber ich habe immer nur an die Erna gedacht.
Ich war 22 Jahre alt, da bin ich auf Urlaub ans Schwarze Meer gefahren. In ein Zeltlager. Beim Essen ist mir eine Frau aufgefallen, die mich immer angeschaut hat. Wir sind ins Gespräch gekommen. Sie war nicht lesbisch. Sie hatte gerade eine unglückliche Liebe hinter sich und wollte sich davon erholen.
Eines Abends sind wir in ihrem Zelt gesessen. Es war dunkel, und unter dem Bett lag eine Melone. Und der Duft dieser Melone, der warme Abend, die Salzluft ... Ich habe sie getröstet, und sie hat ihren Kopf auf meine Schulter gelegt. Auf einmal spüre ich, wie sie mich auf den Hals küßt. Ein langer, wissender Kuß. Da habe ich keine Aufforderung mehr gebraucht. Ich hatte keine Erfahrung, aber man weiß ja, wie man selber gebaut ist, und dann versucht man halt herauszufinden, wo die Frau empfindlich ist.
Es war nicht die große Liebe. Ich war für sie ein Mann-Ersatz, sie war für mich ein Heilmittel. Sie hat die Erna verdrängt.
Ich war so ausgehungert nach Zärtlichkeit, und mein Bedürfnis, eine Frau zu streicheln, war so groß! Endlich einmal essen können, endlich keinen Hunger mehr haben. Auch wenn es kein Kaviar ist, sondern nur ein Butterbrot.

Es ist eine schöne Beziehung daraus geworden, und wir haben in Budapest eine Zeitlang zusammen gelebt. Ich habe endlich gehabt, was ich brauche.
Als ich nach zwei Jahren in meine Heimatstadt zurückkam, war Krieg. Meine jüdischen Freunde gab es nicht mehr, und ich war allein.
Es war kaum möglich, eine Frau zu finden. Man mußte vorsichtig sein. In dieser Zeit, in der die Frauen Kinder in die Welt setzen mußten, weil der Führer Soldaten gebraucht hat, war jede Lebensart, die dem widersprochen hat, Hochverrat und lebensgefährlich.
Ich war schon 30, da habe ich endlich eine richtige Lesbierin kennengelernt. Wir haben uns zufällig bei Freunden getroffen. Sie ist mir in die Küche gefolgt und hat mich einfach geküßt. Da war es um mich geschehen.
Sie hat in einer anderen Stadt gelebt und mir im ersten Jahr 200 Liebesbriefe geschrieben. Immer mit Johann unterzeichnet. Sie hieß Johanna. Aber ich konnte ja nicht von einer Frau so viele Briefe bekommen. Meine Familie hatte ja keine Ahnung von meiner Neigung, und sie wissen es bis heute nicht.
Als sie ausgebombt wurde, ist Johanna zu mir gezogen. Das war nicht auffällig. Ich hatte ein kleines Zimmer, da konnte sie wohnen. Damals mußten alle zusammenrücken.
Es war die große Liebe, es war herrlich. Aber nach zwei Jahren haben die Probleme angefangen. Sie war sehr maskulin, auch körperlich. Hinten glatt, vorne glatt, und sie wollte immer nur der »kesse Vater« sein. Am Anfang war ich so selig, überhaupt eine Frau zu haben, daß es mich nicht gestört hat. Sie war die gebende, und ich sollte stillhalten. Mit der Zeit wollte ich aber noch zärtlicher zu ihr sein und sie in den Zustand der höchsten Ekstase versetzen. Einmal ist mir das gelungen, und sie war im Moment glücklich. Aber nachher war sie ganz zerschmettert und hat gesagt: »Was machst

du mit mir, du drehst mich ja um.« Ich habe nicht abgelassen, sie überall zu berühren und zu spüren. Mit der Zeit hat ihr Körper reagiert. Ihre Eierstöcke, die völlig verkümmert waren, haben wieder zu arbeiten angefangen, und sie ist unwohl geworden. Daraus haben sich große Schwierigkeiten ergeben. Sie hat sich nun als Mann gefühlt, und plötzlich war sie eine Frau.

Nach fünf Jahren war der Ofen aus. Wir haben uns immer öfter gestritten, und ich habe mich immer mehr nach einer Frau gesehnt, die weich und anschmiegsam ist. Einer Frau, mit der ich nicht kämpfen muß, wenn ich zärtlich sein will. Wir sind trotzdem zusammengeblieben. Aber wir waren wie ein altes Ehepaar, das nichts mehr voneinander will. Später ist eine schöne Freundschaft daraus geworden, und als sie an einem Herzinfarkt gestorben ist, war ich an ihrem Bett.

Als die sexuelle Beziehung zu meiner Freundin vorbei war, habe ich auf einer Kur eine heterosexuelle Frau kennengelernt. Ihr Mann war im Krieg gefallen.

Wir hatten eine Verbindung über die Musik und haben oft miteinander im Radio Konzerte gehört. Einmal, bei Fidelio, habe ich sie auf die Augenbrauen geküßt. Und sie hat es sich gefallen lassen. Dann ganz zart auf die Wangen. Und mit dieser leisen, behutsamen, schmetterlingshaften Küsserei haben wir uns plötzlich im Arm gehalten. Es hat zwei Jahre gedauert, bis wir miteinander im Bett waren. So etwas geht nicht von heute auf morgen. Aber die Martha hat sich schön hineingefunden. Was ihr an mir gefallen hat, war, daß da ein Mensch ist, der sie gern hat, der sie küßt und umarmt und befriedigt.

Ich war 75, als auch die Martha gestorben ist. Wir waren mehr als 20 Jahre zusammen. In den letzten Jahren war im Bett nicht mehr viel los. Man wird ruhig, und es genügt einem, daß jemand da ist, den man liebt.

Nach Marthas Tod war ich plötzlich einsam. Eines Tages bin

ich zufällig an einem Frauenlokal vorbeigegangen und habe mir ein Plakat angeschaut. Da hat mich eine junge Frau angesprochen und mit hineingenommen. An der Bar saßen viele Frauen. Eine davon hat mich zu einem Getränk eingeladen und mich gefragt, ob ich lesbisch bin. Da habe ich es zum ersten Mal öffentlich zugegeben. Ich habe ja mein ganzes Leben lang immer gelogen und meine Neigungen versteckt. Wenn mich jemand gefragt hat, warum ich nicht geheiratet habe, dann habe ich immer gesagt: »Mein Liebster ist im Krieg gefallen, und einen anderen wollte ich nicht.«

In diesem Lokal habe ich meine neue Liebe kennengelernt. Sie war eine Frau Doktor und erst 35. Sie hatte so liebe Augen und einen Mund, der es mir angetan hat. Ich habe wieder angefangen zu träumen. So wie ich als junges Mädchen davon geträumt habe, die Erna zu küssen, habe ich jetzt von dieser jungen Frau geträumt. Ich war total in sie verknallt, aber ich habe es mir nicht anmerken lassen.

Eines Abends hat sie mich ins Kino eingeladen. Und weil es geregnet hat, hat sie mich mit dem Auto nach Hause gebracht. Und vorne am Eck, beim Aussteigen, dreht sie mir das Gesicht zu und hält mir die Lippen hin. Ich habe sie geküßt. Von diesem Moment an war ich wieder wie von Sinnen und habe vergessen, daß ich 75 Jahre alt bin.

Zwei Tage später läutet es an meiner Türe, und sie steht da, mit einer langen, dunkelroten Rose. Wir haben uns auf die Couch gesetzt und uns eine Stunde lang geküßt. Ich war selig. Und weil das so unbequem war und ich schon ganz steif war, habe ich gesagt, wir könnten es uns bequemer machen. Ich habe dabei nicht ans Bett gedacht. Ich war ja schon 75 und sie erst 35.

Ich mußte kurz hinausgehen, und als ich zurückkam, lag sie nackt in meinem Bett. Ich habe mich ausgezogen und mich zu ihr gelegt.

Dann geschah alles, und sie hat jubiliert. Ich habe plötzlich rasendes Herzklopfen bekommen, und mir war ganz schwindlig.
Wie sie so in Ekstase war, hat sie den Kopf nach hinten gebeugt, so daß ich sie nicht mehr küssen konnte, und ich habe mir gedacht: »Verdammtes Luder, jetzt denkst du an die andere.« Sie hat nämlich eine Freundin in Deutschland, die sie einmal im Monat besucht.
Später sind wir essen gegangen. Mir war so übel, daß ich keinen Bissen hinuntergebracht habe. Ich mußte an die frische Luft gehen und wäre fast ohnmächtig geworden.
Ich war dann beim Arzt, und der hat mir gesagt, daß das ein Herzinfarkt war. Er hat mich gefragt, was los war. Aber ich konnte ihm doch nicht die Wahrheit sagen. Also hab' ich nur gesagt: »Ich habe mich aufgeregt.« Aufregung ist Aufregung.
Das war am Donnerstag. Am Sonntag war die junge Frau wieder da und hat gesagt: »Es ist vorbei, ich muß der anderen treu bleiben. Ich will dich nicht mehr sehen.«
Das hat mich sehr getroffen. Ich habe sie geliebt. Aber das beste Mittel gegen eine unglückliche Liebe ist eine neue Liebe. Also habe ich auf eine Annonce in der Zeitschrift *Emma* geantwortet.
Ich wollte mich unbedingt ablenken und bin sofort hingefahren. Sie hat mich vom Bahnhof abgeholt. Und wie sie da so steht, in ihrem Hosenanzug, eine Hand in der Tasche, in der anderen eine Zigarette, hab' ich mir gedacht: »Mein Gott, schon wieder ein kesser Vater.«
Aber der Schein trügt. Wir haben in der ersten Nacht miteinander geschlafen, und sie ist in meinen Armen zerflossen. In der Ekstase hat sie so laut geschrien, daß ich Angst hatte, man hört es bis auf die Straße hinaus.
Unsere Beziehung hat mit Sexualität begonnen. Aber mit der Zeit sind wir uns immer näher gekommen. Wir sind gleich

alt und haben viele gemeinsame Interessen. Wir haben uns richtig gern.

Aber manchmal träume ich davon, diese junge Frau zu küssen. Wir haben uns dazwischen einmal getroffen und uns im Auto geküßt. Sie ist ganz heiß geworden und wollte mehr. Aber man kann doch im Auto keine Greiferszene machen, das ist geschmacklos. An meinem Geburtstag ist sie gekommen und hat mir Blumen gebracht und mich so geküßt, daß ich Herzklopfen hatte.

In drei Jahren bin ich 80. Ich habe nicht das Gefühl, alt zu sein. Ich komme mir zeitlos vor. Wenn man noch so viel Liebesfähigkeit in sich spürt, dann hält einen das jung.

Ich wünsche mir für die Zeit, die ich noch zu leben habe, daß ich die junge Frau einmal im Monat sehen kann. Daß ich sie küssen darf – und wenn wir dabei im Bett landen, dann wäre das auch schön. Dann könnte ich sie noch enger spüren. …

Sie kniet vor dem Stein und pinselt mit Hingabe die Markierung nach. Eine alte Frau im Dachsteingebirge. Mit einem rotbekleckerten Rucksack, in dem sie den Farbkübel verstaut. Am Abend in der Hütte sehe ich sie wieder. Müde und zufrieden wischt sie sich die Hände ab.

»Meine Liebe«, sagt sie, »gehört den Steinen. Seit 40 Jahren gehe ich die Wanderwege ab. Jeder Stein ist mir vertraut, jeden habe ich schon viele Male markiert, damit die Bergsteiger nicht vom Weg abkommen.

Der Arzt will mir meine Arbeit verbieten. Ich habe ein krankes Herz. Aber ich kann nicht aufhören. Ich werde meine Steine streicheln, bis ich tot umfalle.

Ich liebe sie.«

Lambadaklänge sickern in meine Träume. Als sich das Lied zum vierten Mal wiederholt, erwache ich.
Ein winziger Schreck, dann Freude:
Es ist kein Traum. Sieben alte Damen tanzen zu Tonbandmusik auf der Wiese des Sonnenbades.
Nackte Frauen, mit den Spuren des Lebens an ihren Körpern. Keine unter 60.
Die älteste der selbstbewußten Tänzerinnen, eine kleine, quirlige Frau mit schlohweißem Haar, trägt auf dem Kopf ein winziges, gestreiftes Sonnenschirmchen als Hut. Keck und unbekümmert.
Begeistert und unermüdlich üben die Frauen Schrittkombinationen, die ihre Vortänzerin geduldig zeigt.
Ich beneide die Frauen.
Sie tun einfach, wozu sie Lust haben!

»Ich habe die Sexualität nur als Mittel eingesetzt, um die Beziehung zu erhalten.«

Magda S., 70 Jahre alt

Ich weiß wenig von ihr. Sie hat einen jüngeren Lebensgefährten. Das genügt. Sie kann nur eine von denen sein, die ihre Lust noch leben. Grund genug für eine Reise über die Dörfer, in die kleine Kurstadt, zwei Stunden von Frankfurt entfernt.
Das Haus am Ortsrand ist so neu, daß es noch keine Hausnummer trägt. Großzügige Balkons, alles in Holz. Ein schöner Platz, um das Alter zu genießen.
Magda lächelt schüchtern, als sie mir die Türe öffnet. Ein Lächeln, das im Gegensatz zu ihrer imposanten Erscheinung steht: groß, schlank, in einem langen, altrosa Hauskleid, das ihr dichtes, silbergraues Haar zur Geltung bringt. Sie könnte eine strahlende Erscheinung sein, wenn nicht dieser verzagte Ausdruck wäre, der sich als tiefe Falten in ihr Gesicht eingegraben hat.

Für mich war Sexualität schon als Kind verboten. Und daraus sind wahrscheinlich meine sexuellen Probleme entstanden, unter denen ich heute noch leide. In der Schule habe ich gelernt, Personen aus der katholischen Kirchengeschichte als Vorbild zu nehmen. Ich habe gelernt, wie großartig es ist, wenn man im Zölibat lebt, auf sexuelle Gefühle verzichtet und andere Werte hat. Das war für mich tatsächlich der Impuls zu denken: »Ich will auch so werden! Ich will eine Heilige werden und ins Kloster gehen.«
Zuhause wurde über Sexualität überhaupt nicht gesprochen. Wir wurden auch nicht aufgeklärt. Alles, was es zu wissen gab, haben wir von Schulfreundinnen erfahren.
Als ich die erste Regel bekam, lief ich zu einer Frau, die unter uns im Haus wohnte, und sagte: »Anna, bitte hilf mir, ich habe meine Hose verschmutzt. Ich habe wohl gestern

zuviel von der Traubentorte gegessen.« Sie ging mit mir hinauf, und meine Mutter sagte: »Ach, jetzt bist du so wie alle anderen, die nicht mitturnen dürfen.« Sie gab mir eine Binde, und damit war das Thema für immer erledigt.
Meine Mutter war frigide. Mein Vater hat mir später erzählt, er habe das Gefühl gehabt, meine Mutter vergewaltigen zu müssen, wenn er mit ihr schlafen wollte. Er hat auch immer gesagt: »Deine Mutter hat mich nie geliebt.«
Meine Mutter hat ihn sicher geliebt, zumindest am Anfang. Aber sie stand vor dem Dilemma, noch ein Kind zu kriegen und noch ein Kind. Empfängnisverhütung war ja verboten. Meine Eltern haben viel gestritten. Aber nie offen. Alles wurde mit Schweigen ausgemacht. Manchmal haben sie ein halbes Jahr nicht miteinander geredet. Mein Vater ist dann am Sonntag allein spazieren gegangen, und wir gingen mit der Mutter. Und wenn wir uns zufällig trafen, ist er an uns vorbeigelaufen, als hätte er uns nicht gesehen.
Bis zu meinem 20. Lebensjahr hatte ich keine sexuellen Gefühle, auch kein Lustgefühl beim Berühren. Ich kann mich an Doktor-Spiele erinnern mit meinen Geschwistern, aber ich kann mich nicht entsinnen, daß ich dabei irgend etwas gespürt hätte. Ich wollte dann auch diese Spiele nicht mehr.
Als der Krieg kam, nahm mein Vater mich mit nach Brüssel. Dort habe ich zum ersten Mal erlebt, daß ich als Frau betrachtet werde. Mein Vater war Beamter beim Militär und wollte mir etwas bieten. Er zeigte sich gerne mit mir. Er erzählte mir immer, daß seine Kollegen zu ihm sagten: »Sie kommen ja daher, als wenn sie ein Ehepaar wären.«
Da entsann ich mich, daß meine Mutter das schon einmal angesprochen hatte. Wenn wir zusammen spazierengingen, lief mein Vater immer mit mir und nicht mit ihr. Das hat sie schon damals gestört.
Die anderen Offiziere, deren Frauen nicht mit waren, hatten fast alle Freundinnen und gingen aus. Ich war stolz auf mei-

nen Vater, daß er das nicht tat. Heute weiß ich, daß er mich als Ersatzfrau hatte. Zwar nicht in der Wirklichkeit, aber meine Sexualität war von meinem Vater besetzt.
Irgendwann kam ich von der Reichsbank, in der ich arbeitete, in die Zahlmeisterei. Dort lernte ich meinen späteren Mann kennen. Er war viel älter als ich, aber ich fühlte mich zu ihm hingezogen und merkte, daß er mich auch gerne sah. Wir haben uns dann privat getroffen, sind oft miteinander spazierengegangen und haben viel geredet. Wir haben uns richtig aneinander gewöhnt.
Ich habe ihn nicht begehrt, aber bei einem Umtrunk sind wir einmal alle sehr lustig geworden, da ist er mit mir aufs Zimmer gegangen. Wir haben uns ausgezogen und aufs Bett gelegt.
Als er mehr wollte, habe ich gesagt: »Du, hör mal, das nicht! Ich will in deinem Arm schlafen, das finde ich wunderschön.« Erich war erfahren genug, um das zu respektieren. Und so haben wir sicher noch ein Vierteljahr nur nebeneinander gelegen. Bis ich ihm ein Zeichen gegeben habe, daß ich bereit bin. Und dann war es auch schön.
Diese Mischung aus Väterlichkeit und Liebhaber war für mich genau das Richtige. Rücksichtsvoll, nicht zuviel, nicht jeden Tag, nicht überschäumend. Es war keine Flamme, es war wie ein wärmendes Feuer.
Wir haben darüber geredet, ob wir zusammenbleiben sollen. Er hatte anfänglich Bedenken. Ich war 22 und er war 20 Jahre älter als ich. Aber ich habe gesagt: »Ich kann ja auch vor dir sterben, wer weiß das denn heute.« Da hat er sich bestätigt gefühlt und um meine Hand angehalten.
Nach unserer Hochzeit sind wir nach Hamburg gezogen, und ich wurde schwanger. Bald darauf stellte sich heraus, daß mein Mann an Lungentuberkulose litt. Damit war unser Liebesleben auch schon vorbei.
Er war oft monatelang im Sanatorium, und unser erstes Kind

hat ihn kaum gesehen. Als ich merkte, daß er nicht mehr gesund werden kann, wollte ich unbedingt noch ein zweites Kind. Ich habe es ihm regelrecht abgerungen. Ich wollte auf keinen Fall ein Einzelkind großziehen.

Bald darauf ist mein Mann gestorben. Ich war 29 Jahre alt. Ich habe meine Kinder großgezogen und eigentlich nie das Bedürfnis nach Sex gehabt. Ich habe wohl manchmal Männer kennengelernt. Aber nie mit dem Ziel, mit ihnen zu schlafen, sondern mit dem Wissen: »Das ist nun für dich gestorben.« Ich hatte so ein Gefühl der Erhabenheit. Ich war stolz darauf, daß ich das nicht brauchte, daß ich über diesen Begierden stand.

Im nachhinein betrachtet, habe ich für meine Situation als Witwe gute Voraussetzungen mitgebracht, weil ich nicht vom Sex abhängig war. Aber mein Leben bekam dadurch noch mehr Schwere. Ich habe nur für die Kinder gelebt. Ich habe mich aufgeopfert.

Zweimal habe ich mich dann noch mit einem Mann eingelassen. Vorübergehend. Ich hatte nicht viel Geld und wollte zu meiner Schwester nach Bayern fahren. Da bin ich auf die Autobahn gegangen und habe gestoppt. Und da habe ich beide Male Herren kennengelernt, die als seriös gelten konnten. Und als das Angebot kam, mitzugehen, da bin ich ganz einfach mitgegangen. Ich weiß auch nicht warum. Wahrscheinlich um zu erfahren, ob ich wirklich als Objekt der Begierde noch einen Wert habe, ob die mich attraktiv finden. Beide Male hatte ich nicht den Wunsch, es zu wiederholen. Ich konnte mich da nicht hineinfallen lassen. Das ist mir einfach verwehrt.

Das konnte ich weder bei meinem ersten Mann, noch bei meinem jetzigen. Ich habe schon viel darüber nachgedacht, warum das so ist. Entweder sind die Menschen verschieden bestückt in ihren Begierden und Wünschen nach Sexualität. Oder man kann die Triebe durch Erziehung so eindämmen, daß da nicht viel übrigbleibt. Ich weiß es nicht, ich bin noch nicht dahintergekommen.

Als die Kinder dann groß waren und aus dem Haus gingen, hatte ich vier Pflegefälle in der Familie und war sehr beschäftigt. Zuletzt habe ich meine sterbende Schwester gepflegt.

Und von der habe ich sozusagen den Mann übernommen. Ich war 52, und er war 11 Jahre jünger als ich. Er war mir fremd, wir hatten uns vorher nie gesehen. Meine Schwester hat mich auf dem Sterbebett gebeten, ihn nicht allein zu lassen, bei ihm zu bleiben. Und da habe ich mir gedacht: »Das kann ich machen, ich bin ja auch allein.«

Wir haben dann gemerkt, daß wir gut miteinander auskommen. Bei mir war es die Freude darüber, daß er mich schön fand. Er hatte wohl so ein Ideal, daß Frauen groß und schlank sein sollten. Und meine Schwester war klein und unscheinbar.

Wir sind dann zusammengeblieben. Geheiratet haben wir nicht, ich wollte meine Rente nicht verlieren.

Ich fand den Mann meiner Schwester anziehend, aber ich habe ihn nicht so begehrt, daß ich die treibende Kraft war. Ich habe immer gewartet, bis er kommt. Ich habe nie verführt, aber ich habe mich verführen lassen. Das Bedürfnis, mit einem Mann zu schlafen, habe ich überhaupt nie. Ich habe für mich selbst eine Erklärung gefunden: »Männer sind einfach anders, Männer haben mehr Begierden, und bei Frauen ist das nicht so.«

Nach dem anfänglichen Glück merkte ich bald, daß bei mir die sexuelle Neigung immer mehr zurückging. Sex wurde mir wieder unwichtig. Aber mein Lebensgefährte wollte immer mehr und immer länger. Und ich habe mich in der Rolle gefunden, daß ich dafür sorgen muß, daß mein Mann sexuell nicht verhungert. Aber ich habe mich nachher auch immer so schnell wie möglich entzogen und habe gesagt:

»Nun ist es genug.« Ich habe mich dann schnell ans andere Ufer gerettet und bin raus aus dem Bett.
Ich habe all die Jahre Sexualität nur als Mittel eingesetzt, um die Beziehung zu erhalten, um nicht allein zu sein. Das habe ich mir dann auch etwas kosten lassen. Wir haben vorher immer eine teure Flasche Wein getrunken, denn ohne Alkohol ging's gar nicht mehr.
Also eines kann ich sicher sagen: Ich bin maßlos verklemmt im Bett. Und ich konnte mich nie davon befreien. Mit dem Alkohol ging es dann eine Weile besser, und für meinen Mann war die Welt so in Ordnung.
Mit den Jahren wollte ich immer mehr, daß er auf Sex verzichtet. Das war für ihn wahrscheinlich unmöglich. Es kam zu Reibereien, zu Anschuldigungen und Streit. Und bei einer dieser Auseinandersetzungen sagte er mir dann, daß er mich damals gar nicht wollte. Und auf meine Frage, warum er dann nicht nein gesagt habe, meinte er: »Mir ging es um die Sexualität, die mir problemlos geboten wurde.«
Seine vorige Frau, meine Schwester, war genauso wie ich. Das weiß ich. Sie hatte auch kein Interesse an Sexualität. Aber sie hat eines vermocht, was ich nie konnte: Wenn er wollte und sie keine Lust hatte, dann ging sie mit ihm ins Badezimmer und hat es ihm über der Waschmuschel gemacht.
Ich war dazu nicht fähig. Ich habe mit ihm geschlafen. Einmal habe ich dabei geweint und gesagt: »Mein Gott, wann ist das endlich vorbei?« Das hat ihn sehr erschreckt.
Aber es wurde mit den Jahren nicht besser, es wurde schlimmer. Er machte immer einen verhungerten Eindruck.
Jetzt, mit 70, habe ich endlich gewagt zu sagen, daß ich nicht mehr will. Seither läßt er mich in Ruhe, aber ich spüre immer meine Angst dabei. Ich möchte ihn nicht verlieren.
Wir haben es doch auch so schön! Wir sitzen vor dem Fern-

seher Hand in Hand und Arm in Arm, und das bedeutet mir viel mehr, als miteinander ins Bett zu gehen.
Damals, als ich ihm sagte, daß ich nicht mehr mit ihm schlafen will, da hätte ich mir gewünscht, daß er sagt: »Du bist mir soviel wert, daß ich trotzdem bei dir bleibe.« Aber er hat geschwiegen. Und manchmal denke ich darüber nach, wie es wäre, wenn er sich eine junge Frau fände, für diese Sache.
Aber ich habe die Zuversicht, daß er gar nicht fähig ist, eine Frau zu erobern. Meine Schwester und ich, wir sind ihm beide vor die Füße gelegt worden, er hat uns nur aufzuheben brauchen. Nein, er kann sicher nicht um eine Frau werben.
Aber er strahlt so eine große Wärme aus, daß ich mit ihm noch ein Stück lebenswertes Leben habe. Er ist für mich ein Lebenselixier, und ich will ihn behalten.

Immer, wenn ich bei ihr bin und mir eine ruhige Stunde gönne, höre ich das Flüstern. In den Nebenkabinen, die in diesem wunderschönen, alten Kosmetiksalon durch schwere Brokatvorhänge getrennt sind, liegen die Herzen auf der Zunge.
Also frage ich Frau Linda, die vielen Frauen den Beichtvater ersetzt, was sie von der Liebe zwischen 60 und 80 weiß.
»Die Frauen bis 50«, sagt sie, »die sind sehr gesprächig. Später hören sie auf, über Männer zu reden. Die meisten haben sicher ein Liebesleben, das merkt man.
Aber sie sprechen nicht mehr darüber. Ich weiß auch nicht warum ...«

»Ich würde gerne einmal mit einer älteren Frau schlafen – es gibt genug, die mir gefallen. Aber es ist so schwierig«, sagt Jean-François.

»Ich bin viel auf Reisen: Einen Abend in einer Stadt, und dann bin ich wieder weg. Ich habe keine Zeit für eine lange Anlaufphase.

Wenn mir eine Frau gefällt und ich gefalle ihr, dann muß das schnell gehen. Ein paar Blicke hin und her, ein gemeinsames Abendessen ...

Bei jungen Frauen ist das einfach. Da kennt man die Spielregeln. Die sind selbstbewußt und zeigen, wenn sie wollen.

Ältere Frauen sind schwieriger zu verführen. Sie haben nicht den Mut, offen ihr Interesse zu zeigen oder die Initiative zu ergreifen.

Ich weiß schon: Es liegt daran, daß ihnen die Gesellschaft das nicht zubilligen will.

Trotzdem – ich hätte oft Lust, aber ich habe nicht so viel Zeit ...«

»Unser Liebesleben hat sich im Laufe der Jahre verändert.«

Gerda Wasmuth-Pohley, 68 Jahre alt

Griechenland, Insel, Urlaub. Wer was vom Essen versteht, trifft sich bei Nikos.

Ein Paar betritt das Lokal. Nikos begrüßt sie freundlicher als alle anderen. Der Mann spricht griechisch, die Frau wirft manchmal ein paar Sätze ein. Bald sitzen andere Urlauber an ihrem Tisch. Die beiden bestimmen die Unterhaltung. Er, mit einem etwas lauten, lustigen Ton, norddeutsch gefärbt. Sie, ruhig und angenehm. Jedes Wort, das ihren Mund verläßt, klingt wie eine sanfte Zärtlichkeit. Sind sie Mutter und Sohn? Bruder und Schwester? Beides wäre möglich.

Ich höre ihn sagen: »Meine Frau macht im Herbst eine Ausstellung.« Sie ist also seine Frau, denke ich erstaunt und schäme mich eine Sekunde später für meine Reaktion. Warum sollen nur Männer jüngere Frauen haben?

Das Dorf ist klein, und es gibt noch wenige Urlauber. Beim Ouzo am Abend wird erzählt. René unterbricht Gerda oft. Er weiß alles besser. Er ist Beschützer, aber auch Bevormunder. Er weiß, was ihr schmeckt, er weiß, wobei sie sich überanstrengt und was sie gerade sagen wollte. Gerda läßt ihn gewähren. Gütig lächelnd sitzt sie da in ihren weiten Gewändern, die ihrer molligen Figur schmeicheln. Sie ist keine Schönheit. Man kann sie nicht einmal hübsch nennen. Graue Haare, einfach geschnitten, ein ungeschminktes, rundliches Gesicht, das seine Falten nicht verbirgt. Aber ihre warmen Augen, ihre Ausstrahlung machen alles wett, was ihr an äußeren Vorzügen fehlen mag.

Sie steigen nie zum Strand hinunter. Gerda kann schlecht gehen. Sie zeichnet, und René unterhält das Dorf. Mit »Hallöchen« hier und »Hallöchen« dort ist er der fesche Kerl, der gerne ein Späßchen macht, der auf die Frage wie's geht, zum vierten Mal mit der Platitüde: »Ich weiß wie's geht, aber ob's noch geht, weiß ich nicht« antwortet. Und wenn er durch die Gassen schlendert, groß, schlank und blauäugig, folgen ihm die Blicke der neu angekommenen Frauen. Aber meistens sind sie beisammen, Gerda und René, René und Gerda. Sie sind ohne einander nicht denkbar. Sie sprechen liebevoll miteinander, sie sprechen liebevoll übereinander. Sie sind eine Einheit und scheinen ein Leben zu führen, in dem Mißtöne keinen Platz haben.

Der Mann, den ich liebte, kam nicht aus dem Krieg zurück. Ich war mit ihm verlobt, es war ein Schock. Der Mann, den ich dann heiratete, hat mich aus den Bomben gerettet. Ich war ihm dankbar, und wir blieben zusammen.
Ich habe ihn vielleicht nie wirklich geliebt, ich dachte es nur. Ich gebar ihm eine Tochter. Meine Ehe war ganz »normal«, auch was unsere Sexualität anging. Daß es mehr gibt, habe ich erst später mit René erfahren.
Ich war Kunstlehrerin. Eines Tages nahm ich an einer Studienreise teil und begegnete einem holländischen Kollegen, zu dem ich sofort einen innigen seelisch-geistigen Kontakt spürte.
Und dann geschah etwas, was mein Leben verändern sollte. Ich ging, was ich viele Jahre nicht getan hatte, in die Kirche. Ich kniete da – wie eine Fremde. Nur stockend kam ein Gebet über meine Lippen. Ich ging wieder hinaus. Da stand ich plötzlich in einem unbeschreiblichen Licht! Ich nahm zwar meinen Körper wahr, doch gleichzeitig war er transparent. In diesem Augenblick wurde mir ein neues Bewußtsein meiner Existenz zuteil. Das Licht begleitete mich und umhüllte mich, diesen Mann und alle Menschen in meiner Nähe. Das dauerte einige Stunden. Ich erkannte und bekannte mich zu diesem Ereignis – ich erfuhr Gott.
Als ich nach Hause kam, erzählte ich meinem Mann von diesem Erlebnis und auch von der Begegnung mit dem Holländer. Er wurde blaß vor Zorn und stellte mich vor die Entscheidung: »Gott oder ich, wähle!«
Ich verstand es nicht. Aber meinen Kollegen wollte er ken-

nenlernen. Wir luden ihn und seine Frau ein. Sie hatten vier Kinder, das jüngste war ein halbes Jahr.
Mein Mann und diese Frau verliebten sich heftig ineinander und hatten bald eine sexuelle Beziehung. Sie hat ihre Familie mit den vier Kindern verlassen und er mich und unser Kind. Sie sind zusammen weggegangen. ...
Der Mann und ich haben diese tief-geistige Beziehung nie auf körperlicher Ebene ausgelebt. Wir trennten uns für immer in der Hoffnung, daß unsere Ehepartner zurückkämen.
Ein Jahr habe ich auf meinen Mann gewartet, dann erst habe ich mich scheiden lassen. Ich war 33 Jahre alt.
Ich bin sehr katholisch-religiös geworden – leider – muß ich heute sagen. Es hat mich ängstlich gemacht. Ich habe mich durch die katholische Kirche sehr einschränken lassen.
Meine Sexualität habe ich die nächsten 15 Jahre einfach verdrängt. Ich hatte viele Freunde, war als Kunstpädagogin erfolgreich und bin mit meiner Tochter viel gereist.
Eines Tages hab ich gemerkt: »Du bist auf dem falschen Dampfer, du lebst nicht dein volles Leben.«
Und dann kam dieser Mann, dieser junge Engländer. Er war der erste Mann nach 15 Jahren, der mir gefiel. Ein sehr künstlerischer Mensch, und ich war in ihn verliebt, fast wie ein Schulmädchen. Ich dachte nur eines: »Diesen Mann mußt du haben und einfach nach Hause tragen.«
Aber er war impotent. Oder ich war ihm zu alt. Jedenfalls konnte er nicht. Und ich habe ihn so begehrt! Ich wollte unbedingt mit ihm nach Griechenland fahren, in der Hoffnung, daß es im Urlaub anders würde.
Es war eine qualvoll schöne Reise. Ich habe wahnsinnig geheult. Dieses warme Klima und meine Leidenschaft – und es ging immer noch nicht. Aber auf der anderen Seite gab es auch viel Schönes. Das Land, die Menschen, alles, was wir dort miteinander erlebt haben. ...
Ich kam zurück und war völlig zerstört und kaputt. Es war

ein Irrsinn, was sich in meinem Körper abspielte. Ich bekam Blutungen außerhalb der Zeit, ich hatte Rücken- und Unterleibsschmerzen. Es war, als ob mein Körper mir die Antwort geben wollte auf diese lange Zeit der Dürre, auf diesen jahrelangen Mangel an Lebendigkeit.

Ich kam in einen Zustand höchster Sensibilität. Ich hatte einen totalen körperlichen und seelischen Zusammenbruch und mußte ins Krankenhaus.

Und dann kam die Genesungszeit. Ich habe mich und die Welt mit offenen Sinnen neu erfahren. Ich habe auch meinen Körper ganz neu erfahren. Ich merkte, daß ich nichts von ihm wußte. Ich mußte mich selbst erst wieder neu kennenlernen, mich neu »begreifen«, auch im wörtlichen Sinn. So habe ich meine Lust entdeckt und sie zu befriedigen gelernt. Es war wie eine Geburt. Ich wurde körperlich und geistig neu geboren. Mit dieser neu gewonnenen Offenheit gewann ich auch ein anderes Selbstbewußtsein als Künstlerin und als Frau.

Ich wußte, daß ich wieder einen Mann brauchte.

Kurz danach war ich auf einem Kongreß. Da war ein Mann. Mir war klar, mit diesem Mann werde ich schlafen. Es war das erste Mal nach 15 Jahren. Er war viel jünger als ich. Ich hatte das Gefühl, daß ich dort wieder anfangen muß, wo ich aufgehört habe: in meiner Jugend.

Ich kam zurück und hatte eine Beziehung, die bald wieder auseinanderging, weil die geistige Verbindung fehlte. Ich war wieder allein.

Eines Tages fuhr ich mit dem Autobus und wußte plötzlich, als ob eine Stimme es mir gesagt hätte: »Der nächste wird ein Mann mit Brille sein!« Ich mochte keine Männer mit Brille.

Am Abend, auf einer Party bei Freunden, sah ich ihn. Er trug eine Brille, und ich erkannte: Das ist er.

Ich schrie laut auf und rannte ins Nebenzimmer. Ich wollte ihn nicht. Er war so jung und gefiel mir nicht. Der Abend ging irgendwie vorüber, ich war völlig verstört. Wir gingen dann alle zusammen noch in ein Lokal. Es wurde spät, und einer nach dem anderen bröckelte ab. Aber René war noch immer da. Da wußte ich, es mußte so sein. Ich fragte ihn, ob er mit mir gehen will. Ich habe noch nie vorher einen Mann gefragt, ob er mit mir schlafen will. Es war der erste April, und er war wie ein Aprilscherz für mich.

Er war ja so jung, 24 Jahre, und ich war 48.

Von Stund an war er bei mir. Jeden Tag, bis morgens früh um vier. Er wohnte bei seiner Mutter und ging immer nach Hause.

Es war schön mit René, aber ich hatte immer noch meine Widerstände. In diesem Sommer fuhr ich mit Freunden nach Griechenland. Ich dachte, wenn ich zurückkomme, dann ist er weg. Aber er stand da.

Später sind wir zusammengezogen. Wir haben gemerkt: Wir brauchen einander. Wir haben gemeinsam unsere Leidenschaft entdeckt, er hatte genausowenig Erfahrung wie ich. Er hatte Geduld mit mir, er hat meine Bilder verstanden, er hat mich verstanden.

Fast alle meine Freunde haben René – wenn auch etwas verwundert – akzeptiert. Das einzige Problem war meine Mutter. Sie weigerte sich, ihm auch nur zu begegnen.

Das dauerte ein ganzes Jahr, bis meine Tochter aus Amerika kam. Meine Tochter ist ein halbes Jahr älter als René. Er hat sie vom Flughafen abgeholt und zu meiner Mutter gebracht. Da mußte sie ihn wohl oder übel auch begrüßen, und da war der Bann gebrochen.

René wollte ein Kind mit mir haben. Aber ich wollte keine alte Mutter sein. Er wollte auch unbedingt heiraten. Eines Tages habe ich dann »ja« gesagt. Ich war 51 und René 27. Der Direktor der Schule, an der ich unterrichtete, sagte schockiert: »Ich glaube, wir haben noch viel von Ihnen zu erwarten.«

Als ich 66 war, haben wir dann noch einmal geheiratet – kirchlich. Das war immer schon mein Wunsch gewesen. Aber solange mein geschiedener Mann noch lebte, war das nicht möglich. Wir haben es keinem Menschen gesagt. Es waren nur die Trauzeugen und ein Pater aus Korea dabei.
Auf Zureden meines Mannes ging ich mit 57 vorzeitig in den Ruhestand. Mehrere Operationen und eine chronische Bronchitis hatten mich körperlich geschwächt. René hat seinen Beruf als Kunstlehrer aufgegeben und arbeitet für mich. Er rahmt meine Bilder, organisiert meine Ausstellungen, läßt Kataloge drucken.
Wir leben von meiner Pension. Das Geld ist da und gehört uns beiden.
Wir ergänzen uns. René ist ein Typ, der sich immer absichert. Am liebsten trüge er Gürtel und Hosenträger gleichzeitig. Ich bin jemand, der in die Dornen springt und glaubt, daß nichts passiert. Ich mache alles kaputt mit meiner Schusseligkeit, er repariert es dann wieder und hat immer etwas zu tun. Ich bin schlampig, und er räumt auf.
Krach gibt es nur, wenn ich den Schraubverschluß der Saftflasche nicht zumache, René die Flasche am Verschluß anpackt und sie dann runterkracht.
Unser Liebesleben hat sich im Laufe der Jahre verändert. Ich war am Anfang viel stärker sexuell bedürftig. René mußte sich erst an meine Begierde gewöhnen.
Heute ist es umgekehrt. René hat stärkere Bedürfnisse als ich. Aber er hat immer die Möglichkeit, mir Lust zu machen, und das tut er auch.
Ich bin körperlich ziemlich kaputt. Meine Arthrose, die Brustoperation, die vielen anderen Operationen. Manchmal habe ich Probleme damit und finde mich nicht attraktiv genug für René. Aber er hebt mich immer wieder hoch und sagt, »das macht doch nichts«. Er nimmt meinem Leben die Schwere.

Er sagt immer: »Alles was wir zusammen tun, gelingt uns.« Er ist mein Partner, und er füllt mich aus. Wir sind glücklich über jede Stunde, die uns geschenkt wird, und jeder Tag ist kostbar.

Auf der kleinen jugoslawischen Insel ist die Zeit stehengeblieben. Das Militär ist gegangen, und die Touristen sind nicht gekommen. Es gibt genug andere Plätze. Hier ist noch alles wie es immer war.
Wenn die Männer sterben, tragen die Frauen schwarz. Das Leben scheint vorbei.
»In Wirklichkeit«, sagt Milo, der Wirt des Dorfgasthauses, der hübsche Touristinnen schätzt, »fängt es dann erst an. Dann müssen sie nicht mehr waschen, nicht mehr kochen, nicht mehr Dienerinnen sein. Viele werden krank während der Ehe. Legen sich Leiden zu, die sie von der täglichen Schufterei befreien. Wenn dann der Mann stirbt, sind sie plötzlich wieder gesund.«
»Und die Sexualität?« frage ich ihn.
»Die kommt zuletzt«, sagt Milo und streicht wie zufällig über meinen Oberarm. »Zuerst kommt waschen, putzen, kochen, dann Sex. Deshalb bleiben viele Frauen lieber allein, wenn der Mann tot ist.«
Er klopft an die Scheibe. Seine Frau kommt aus der Küche. Sie ist jung und schon jetzt zu dick.
Im Befehlston bestellt er Fisch für uns und schickt sie zurück in die Küche.

»Das Schlimme ist, daß mit zunehmendem Alter und schwindenden Reizen die Ansprüche steigen.«

Rebecca L., 65 Jahre

Am Stammtisch sitzen sie wieder dicht gedrängt. Heiße Diskussionen um Kunst und Journalismus, oberflächliche Gespräche und manchmal ein tiefgründiger Satz.
Rebecca fällt auf. Die Art wie sie sich bewegt, katzenhaft, anmutig. Und wenn sie einen Satz sagt, möchte man ihre Stimme wieder hören. Weich und tief. Sie trägt einen schmalen, schwarzen Leinenrock, der ihre gebräunten Beine zur Geltung bringt, und ein weiß getupftes Shirt. Wie eine schöne Zigeunerin sitzt sie da, mit ihren dunklen Augen und dem schwarzen Haar, das lose auf ihre Schultern fällt.
»Was soll ich Ihnen erzählen?« sagt sie. »Vor zwei Jahren ist mir mein Mann weggelaufen. Mit der Freundin unseres Sohnes. Seither läuft nichts.
Wenn ein alter Mann einer jungen Frau auf den Popo greift, dann bewundern ihn alle. Wenn ich das tue, komme ich ins Irrenhaus ...«

Ich war 13 Jahre alt. Da stand ein hübscher Bursche auf einer Leiter im Kirschbaum. Er hatte eine kurze Hose an und mein Gesicht war direkt neben seinen Beinen. Ich habe mich an ihn angelehnt und habe mir gedacht, »was ist das für ein wunderbares Gefühl«. Ich muß ein sehr sinnliches Kind gewesen sein.
Ich war auch eine sehr sinnliche Frau. Aber ich habe es verborgen. Ich bin nie aus mir herausgegangen. Heute könnte ich meine Liebe verschwenden. Heute kann ich zugeben, was ich immer versteckt habe: daß ich eine sehr sinnliche Frau bin.
Ich wühle gerne in schönen Stoffen. Ich rieche gerne gute

Düfte. Ich finde Erotik in allem, und das habe ich nie ausgelebt.
Auf mich trifft das Sprichwort zu: »Man bereut nicht die Sünden, die man begangen hat, man weint um die, die man versäumt hat.«
Ich war zweimal verheiratet. Beim ersten war es ein Rausch. Wir haben einander geliebt, aber wir konnten nicht miteinander leben. Ich war 19 und er auch. Wir hatten keine Ahnung von Sexualität.
Im Bett war er genauso nervös wie mein zweiter Mann. Ich bin immer an diese hypernervösen geraten. Aber ich bin selber schuld. Ich wollte nie so einen gesunden haben. Ich wollte immer diese ganz mageren Männer, und die sind für die Liebe nicht geschaffen.
Ich hatte zwischen den beiden Ehen einige Männer, aber mir ist nie ein Fettsack ins Bett gekommen. Weder ein Fettsack noch ein weißhäutiger. Die mag ich nicht. Sie müssen einen kleinen Popo haben, und man muß die Backenknochen sehen.
Heute weiß ich, wie sehr mir eine befriedigende Sexualität abgegangen ist. Man wird doch ein Nervenbündel, wenn man immer knapp vor dem Höhepunkt aufhören muß. ...
Mein zweiter Mann hat sich immer Pornohefte angeschaut und ist dann aufgegeilt zu mir ins Bett gestiegen. Ich wollte das nicht. Ich wollte Zärtlichkeit. Er ist immer viel zu früh gekommen, und wenn für ihn der Spaß schon vorbei war, dann hat es für mich erst angefangen. Sein Vorspiel war lächerlich. Aber ich habe es ihm nie gesagt. Das war sicher mein Fehler. Irgendwann habe ich dann gefunden, daß es sich nicht mehr lohnt.
Ich war Sekretärin in einem Ministerium, und wenn man den ganzen Tag arbeitet, dann hat man ja gar keine Zeit, nachzudenken was einem fehlt. Man geht nach Hause, bindet sich die Küchenschürze um und kocht und putzt und wäscht.

Ich war ihm 30 Jahre treu und habe die Familie zusammengehalten. Meinen Wunsch nach einem erfüllten Liebesleben habe ich einfach aufgegeben. Ich habe mir gedacht, man kann offensichtlich nicht alles haben. ...
In meinem ganzen Leben gab es vielleicht drei Männer, mit denen mir Sex Spaß gemacht hat.
Meine Ehemänner waren nicht dabei.
Wenn ich heute zurückblicke – ich habe keinen von den beiden geliebt. Ich liebe meinen Sohn. Und das ist das Schlimme.
Ich habe mir immer für dieses Kind das Wochenende freigehalten. Und als er mit sechs Jahren das erste Mal gesagt hat, »Du, ich möchte gerne am Samstag auf eine Kinderjause gehen«, da ist für mich eine Welt zusammengebrochen.
MEIN Kind zieht mir jemand anderen vor. Ich habe immer nur dieses Kind geliebt.
Ich habe mir auch deshalb nie einen Liebhaber genommen. Ich hätte mich vor meinem Sohn geschämt. Ich hätte das Gefühl gehabt, er sieht es mir an, und ich betrüge ihn.
Sein Vater war auf ihn eifersüchtig und konnte nie etwas mit ihm anfangen. Er hat ihn abgeschrieben – wie es sich für einen guten Kaufmann gehört.
In den letzten Jahren hat mein Mann mit uns gegessen und hier geschlafen. Aber er war nicht wirklich da. Als er nach 30 Jahren ging, habe ich um die Familie geweint, nicht um ihn. Er war kein Ehemann, aber er war meine Familie. Und die Familie ist zerbrochen. Das hat weh getan.
Ich glaube, daß man Menschen nicht so sieht, wie sie sind, sondern wie man sie gerne sehen möchte. Und so war es mit meinem Ehemann auch: So wie ich ihn mir dachte, ist er nie gewesen. Aber da kommt man erst später drauf.
Als Mann habe ich ihn nicht vermißt. Doch wenn er nicht weggegangen wäre, wäre ich bei ihm geblieben. Bis ans Ende meines Lebens. Ich hätte ihn gepflegt, nach seinem Herzin-

farkt ... Jetzt pflegt ihn die andere. Sie wollte einen haben, der ihr mehr bieten kann als mein Sohn und hat sich den Vater genommen.
Er hat mich sicher geliebt, aber ich habe zuviel von ihm verlangt. Ich hatte ganz andere Interessen als er. Ich liebe die Literatur, das Theater und die Philosophie, und er ist ein Techniker.
Ich wollte ihn immer ändern. Ich habe ihn sogar angezogen. Jetzt endlich hat er eine Frau, die ER anzieht, die IHN bewundert. Wenn er wenigstens mit einer schönen Person weggegangen wäre. Ich hätte es verstanden. Aber das war verletzend. Sie ist häßlich. Ein Trampel!
Ich hätte ihm auch verzeihen können, wenn er gesagt hätte, »ich habe mich verliebt«. Aber er hat mir nie etwas gesagt. Er hat sich feige davongeschlichen. »Ich komme mit dir nicht zurecht, ich komme mit dem Sohn nicht zurecht, ich ziehe aus«, hat er gesagt und sich mit ihr eine Wohnung gemietet. Offiziell weiß ich es bis heute nicht.
Als er weg war, ist es mir wie Schuppen von den Augen gefallen. Die ganze Sinnlosigkeit. Warum habe ich diese Ehe so lange aufrechterhalten? Warum bin ich nicht gegangen? Er war nie ein adäquater Partner für mich.
Für alles, was ich tat, war ich nicht ihm, sondern meinem Kind verantwortlich. Ich muß endlich aufhören, für meinen Sohn zu leben. Ich muß für mich leben!
Wenn mein Sohn mich anruft, bekomme ich immer noch Herzklopfen, aber heute könnte auch er mich nicht mehr daran hindern, einen Geliebten zu haben. Aber vielleicht ist es jetzt zu spät.
Als mein Mann weg war, habe ich die ganze Zeit nur geweint. Das ist so einfach. Es ist viel einfacher, als sich beim Schopf packen und etwas tun. Ich habe nicht nur um die Familie geweint. Ich habe um 30 verlorene Jahre geweint, um die Frau, die sich vergeudet hat.

Ich hatte mich in meiner Ehe aufgegeben. Jetzt ist meine Trauerzeit zu Ende. Ich habe diese zwei Jahre gebraucht, um mich wiederzufinden. Heute hätte ich den Mut, einem Mann zu sagen, was ich will. Ich bin immer eine sehr scheue Frau gewesen und habe mich geschämt. Ich wollte bei der Liebe nie, daß es hell ist, obwohl ich immer schön anzuschauen war.

Jetzt könnte ich meine Leidenschaft ausleben und bewußt genießen. Vielleicht weil ich mir auch denke, es ist das letzte Mal.

Aber ich weiß nicht wie. Ich habe Angst, daß ich nicht mehr attraktiv genug bin. Alte Haut ist etwas Entsetzliches. Ich werde mir Collagen spritzen lassen. Um den Mund. Mich stören nicht die Falten um die Augen und auf der Stirn. Aber die Mundfalten will ich nicht. Man kann sie nicht überschminken. Das Schlimme ist, daß mit zunehmendem Alter und schwindenden Reizen die Ansprüche steigen.

Ich möchte einen, der gescheit ist, der liebevoll ist, der zärtlich ist. ...

Aber ich wage es nicht, mit einem Mann ins Bett zu gehen, obwohl ich Sehnsucht danach habe. Es müßte auch gar nicht Liebe sein. Aber ich habe bei den jungen Männern, die sich mir nähern, immer die Sorge: »Was will er von mir? Braucht er eine Wohnung, soll ich ihn aushalten?«

Vielleicht sollte ich nicht darüber nachdenken. Ich sollte einfach mit ihnen ins Bett gehen. Aber ich bin zu feige dazu. Ich weiß jetzt, daß Sex für mich wichtig ist und ich will ihn haben. Ich habe unendlich viel Liebe und Zärtlichkeit zu geben. Aber niemand will sie.

Ich kann nicht einmal sagen, ich bin alt, ich sehe nicht mehr so aus wie früher, aber ich bin im Bett gut. Ich weiß es ja gar nicht. Ich habe immer an mir gezweifelt.

Darin sehe ich eine Gefahr für eine neue erotische Beziehung. Ich habe immer Angst, mich zu blamieren.

Ich habe zum Beispiel meinen Beruf gehaßt. Aber ich war immer gut, weil ich mich nicht blamieren wollte. Ich habe immer für meine Prüfungen gelernt, weil ich nicht durchfallen wollte. Ich hatte immer Angst vor dem Versagen.
Wenn ich nackt auf meinem Sonnendach liege, dann denke ich an Sex. Ich habe auch erotische Träume. Aber ich habe mich nie selbst befriedigt, schon als Mädchen nicht. Ich weiß nicht, wie man das macht. Aber jetzt würde ich es gerne lernen.
Noch lieber hätte ich einen Mann. Wenn mir heute jemand sagt, es gibt doch nette Männer, mit denen man ins Theater gehen kann, dann denk' ich mir: »Ja zum Kuckuck, ins Theater kann ich mit einer Freundin gehen! Wo ich ihn haben will, ist HIER, in meinem Haus, in meinem Bett.
Aber hierher kommt ja keiner. Es weiß ja niemand, daß hier eine einsame Frau sitzt. Und wenn mich einer auf der Straße sieht ... da gibt es jüngere und schönere.
Ich warte nicht, daß ein Wunder geschieht. Aber ich würde es mir wünschen. Ich möchte noch lieben, ich bin mit meinen Gedanken immer noch in den Wolken. ...
Vielleicht geschieht ein Wunder. Man kann dem Schicksal auch auf dem Klo begegnen.

Es dauert genau 10 Minuten, bis er mich nach meinem Beruf fragt.
Aber hier in der Sauna, in der man die gesellschaftliche Zugehörigkeit höchstens an der Qualität des Bademantels erkennen kann, ist die Frage fast zwingend. Er muß schließlich wissen, ob das Objekt seiner Begierde einen gesellschaftlichen Status hat, der ihm erlaubt, sich einzulassen.
Zwischen Aufguß und Dampfkammer beginnt ein Gespräch in Etappen, das nach kurzer Zeit dort angelangt ist, wo es in den letzten Monaten fast immer hinführt:
»Was, die alten Frauen tun es noch?«, erstaunt sich mein Verehrer in der Schwitzkammer.
Eine Aufgußrunde später erzählt er mir von seiner Freundin. Sie ist 55. Fünfzehn Jahre älter als er.
»Glauben Sie denn«, frage ich ihn erstaunt, »daß Ihre Lebensgefährtin in fünf Jahren plötzlich aufhören wird, Lust zu empfinden?«
»Nein, natürlich nicht«, antwortet er gelassen, aber sie ist eine besondere Frau, eine Ausnahme.«

Das Leben ist voll mit Ausnahmen, denke ich mir.

»Ich habe schöne sexuelle Phantasien. Da wechseln die Männer, an die ich denke.«

Lena S., 75 Jahre

»Nein, kommen Sie mich nicht besuchen, ich bin nicht gerne zu Hause, ich gehe lieber aus. Das ist amüsanter«, sagt sie am Telefon und holt ihren Kalender. »In dieser Woche bin ich schon ausgebucht: Heute abend die Dichterlesung, morgen das Abendessen bei Freunden ...«
Wir treffen uns in der Halle des großen Hotels, in dem die Welt verkehrt. Sie hat diesen Ort gewählt. »Das ist ein interessanter Platz, ich treffe gerne Menschen.«
Ich bin pünktlich und beobachte die Drehtüre. Bei jeder alten Frau stehe ich auf und winke. Keine reagiert. Als sie dann hereinstürmt, das schneeweiße Haar wie einen Helm um ihren Kopf, mit langen Beinen in schmalen Hosen, bleibe ich sitzen. Sie ist viel zu jung. Lena bemerkt meinen überlegenden Blick und kommt auf mich zu. Selbstsicher und elegant. Ein raffiniertes Augenmakeup, gekonnt geschminkte Lippen. Eine Frau, die sich und anderen gefällt.

Familien gehen mir auf die Nerven. Ich habe nie geheiratet. Ich bin durch meine Eltern eine Gegnerin von Familien geworden.
Mein Vater und meine Mutter haben in einer Wohnung gelebt, obwohl sie geschieden waren. Mein Vater wollte sich nicht von meiner Mutter trennen, aber sie war eine stolze Frau. Er hat sie mit seiner Sekretärin betrogen, und sie ist draufgekommen. Er hat die Affäre sofort beendet. Aber sie konnte ihm nicht verzeihen und hat ihn aus der Ehe gedrängt. Ich war damals zehn und mein Bruder sieben. Sie haben uns nichts davon gesagt, und die Wohnung war groß genug, daß es nicht aufgefallen ist. Aber wir mußten immer in dieser Spannung leben.
Während meiner Pubertät hat mir die Mutter alles erzählt

und mir damit den Vater so vergrault, daß ich zu ihm nie mehr eine gute Beziehung hatte.
Er war Jude und starb im Konzentrationslager. Als ich zur Mutter sagte: »Kannst du ihm denn jetzt verzeihen, wo du weißt, daß er so ein schreckliches Ende genommen hat«, hat sie geantwortet: »Dadurch, daß einer tot ist, wird er nicht besser.«
Sie war eine harte Frau. Sie war wie Maria Theresia. Nur hatte sie einen viel zu kleinen Hofstaat. Deshalb mußte sie alle rund um sich quälen.
Oft sagte sie: »Wenn ich der liebe Gott wär, dann hätte ich eine andere Methode erfunden, um Kinder zu zeugen. Eine, die weniger unappetitlich ist.« Sie war völlig frigide.
Sie wollte, daß ich so werde wie sie. Eine Fortsetzung von ihr. Sie hat alles getan, um mir die Lust an der Sexualität zu verleiden. Sie hat mir gesagt, man darf es nur tun, wenn man verheiratet ist oder in Ausnahmefällen, wenn es eine ganz große Liebe ist.
Das habe ich mir gut gemerkt. Und als ich 17 war und glaubte, daß es die ganz große Liebe sei, habe ich es meiner Mutter erzählt. Die hat mich sofort zum Frauenarzt geschleppt, um zu sehen, ob etwas passiert ist und mich total fertiggemacht.
Ich habe mich dann lange nichts mehr getraut. Als ich 19 war, hat meine Mutter in meinem Schreibtisch gewühlt und Liebesbriefe gefunden. Sie hat getobt und gesagt: »Das ist nicht die große Liebe, das wühlt dir nur den Bauch auf, und wenn du damit nicht aufhörst, werfe ich dich auf die Straße.«
Von diesem Moment an habe ich meine Mutter nicht mehr geliebt. Ich konnte ihr diesen Vertrauensbruch, daß sie in meinen Sachen gewühlt hat, nicht verzeihen.
Ich glaube, wenn ich mich nicht von ihr befreit hätte, wenn ich nicht aufgehört hätte, sie zu lieben, dann hätte sie mich zerstört!

Meine Mutter konnte mir den Spaß an der Sexualität nicht verderben. Ich habe viele Männer geliebt. Einige Beziehungen haben nur sehr kurz gedauert. Aber das war nie meine Absicht. Es war immer Liebe dabei, und wenn es aus war, habe ich mich eine Zeitlang gegrämt und mich dann wieder getröstet. Ich habe nie etwas bereut, auch wenn es noch so schiefgegangen ist. Ich habe mir immer gesagt: »Das nimmt mir keiner weg, und es war gut, solange es gedauert hat.«

Ich war 37, da habe ich meinen Sohn geboren. Er ist ein uneheliches Kind. Sein Vater war 10 Jahre jünger als ich. Ich habe ihn geliebt. Aber er wollte das Kind nicht und hat sich in die Schweiz abgesetzt.

Ich habe mein uneheliches Kind immer laut verkündet. In jeder Gesellschaft. Ich habe mir gedacht, die, die das stört, die sollen gleich verschwinden.

Dem Kind habe ich schon mit fünf Jahren erklärt, daß uns sein Vater abhanden gekommen ist. Ich habe die Vaterrolle übernommen. Ich war der Verdiener und der, der am Abend und am Wochenende mit ihm gespielt hat. Ich war nie wirklich in der Mutterrolle drin. Das hat meine Mutter gemacht. Sie hat ihn versorgt. Aber die Beziehung zu meinem Sohn war immer gut.

Ich war 50, als meine Mutter starb. Da war ich dann erst wirklich frei. Ich war zwar schon lange frei von ihren Wertvorstellungen, aber sie hat immer alles getan, um mir die Männer zu vergraulen. An jedem hatte sie etwas auszusetzen. Aber ich war wegen des Kindes von ihr abhängig und habe sie gebraucht.

Meine Männer waren immer viel jünger als ich. Ich weiß nicht warum. Ich habe nie gewählt, es hat sich immer ereignet. Ich habe immer Wert darauf gelegt, daß der Mann wirklich eindeutig zu verstehen gibt, daß er möchte. Ich habe ihn nie aufgefordert dazu. Der jüngste Mann, mit dem ich zusammen war, war fürchterlich frustriert, weil er keine Frau hatte. Mit dem hätte ich mich wahrscheinlich gar nicht eingelassen, wenn ich nicht gesehen hätte, daß er vor die Hunde geht. Und erst als es gut war mit ihm, habe ich mich in ihn verliebt.

Ich weiß nicht, warum diese jungen Männer sich eine ältere Frau wählen, aber sie haben alle eine gewisse Ähnlichkeit: Es sind keine typischen, starken Männer, weder körperlich noch seelisch. Sie sind alle dunkel, schmal und zart.

Und sie suchen sicher keine Mutter. Ich bin ja kein Muttertyp. Bei einer Mutter ist dieses Versorgende dabei, was manche Frauen so wahnsinnig gerne tun. Darum reiß' ich mich nicht. Ich bin eine Frau, mit der man Pferde stehlen kann, aber ich will keine Rindssuppe kochen.

Mir ist es mit den jüngeren Männern immer gut gegangen. Speziell erotisch-sexuell. Es waren aber keine Mutterbeziehungen. Eher so eine Art geistiger Inzest mit dem jüngeren Bruder. Das Inzestproblem hat mich immer schon interessiert. Obwohl mein Bruder überhaupt nicht so ist. Der ist jetzt ein alter Herr, ein hochgeachteter, sehr vornehmer. Als er klein war, haben wir immer sexuelle Spiele miteinander gemacht. Aber nicht das übliche Doktor-spielen. Das hat uns nicht interessiert. Mit Genitalien haben wir uns nicht beschäftigt. Wir hatten das Schlangenspiel. Einer war die Boa Constriktor, und der andere war der Mensch, der von ihr umschlungen und getötet wird. Erst später ist mir klar geworden, wie erotisch das war. Der, der die Schlange war, hat gepreßt und gepreßt und der andere mußte stöhnen und stöhnen, bis er tot war. Das haben wir im Bett gespielt.

Ich hatte schon als Kind eine lustvolle Beziehung zu meinem Körper. Ich habe mich auf das Bidet im Badezimmer gestellt, um meine Nacktheit zu bewundern.

Mein Körpergefühl ist immer noch gut. Ich übersehe zwar nicht die Veränderungen, die das Alter mit sich bringt, aber ich habe keine Probleme damit. Sicher, eine Zwanzigjährige

sieht anders aus ... Aber wenn es bei mir so weit kam, dann war immer schon so eine starke persönliche Beziehung da, daß es nicht mehr so sehr darauf ankam. Natürlich versuche ich mich möglichst schön zu machen, aber es ist eigentlich egal. Über solche Sachen habe ich mir nie den Kopf zerbrochen. Wenn er mich will, dann ist es gut. Dann muß er mich nehmen, wie ich bin. Vielleicht biete ich mich aus diesem Grund auch nie an und warte immer, bis der Mann die Initiative ergreift.
Die jungen Männer hat mein Alter nie gestört. Sie sind auch gerne mit mir ausgegangen. Und was die anderen Leute denken, ist mir völlig egal. Für mich ist nur wichtig, was meine Freunde sagen. Wenn die an mir etwas auszusetzen hätten – das würde mich treffen. Aber die haben immer zu mir gehalten. Die finden mich toll.
Was das Volk denkt, ist mir nicht nur egal, es macht mir sogar Spaß zu provozieren. Vor ein paar Jahren hatte ich einen sehr jungen Geliebten. Mit dem bin ich in die Oper gegangen. Ich habe mir ein pompöses Abendkleid angezogen und mich schön geschminkt. Er hatte Jeans und gelbe Schuhe an und war sooo jung. Und so haben wir uns im Foyer aufgestellt, haben geraucht, uns unterhalten und die Leute beobachtet. Durch die Art, wie wir miteinander umgegangen sind, konnte man ihn nie für meinen Sohn halten. Das hat uns amüsiert – die aufgerissenen Augen und die entsetzten Gesichter.
Meine letzte Liebesgeschichte ist zwei Jahre her. Sie hat mehr als zehn Jahre gedauert. Aber mit großen Intervallen. Es war kein Zusammenleben im üblichen Sinn.
Er war 28 Jahre jünger als ich. Aus unserer sexuellen Beziehung ist eine gute Freundschaft geworden. Er hat eine Frau in seinem Alter gefunden. Das war für mich nicht so schlimm, weil ich vorher lange krank war. Und als ich endlich wieder gesund war, war ich so glücklich, daß ich meine

Gliedmaßen wieder bewegen konnte, daß alles andere nicht so wichtig war.
Wenn ich jetzt Männer kennenlerne, dann denke ich mir immer wieder: »Hätte ich den gekannt, als ich jünger war ...« Manchmal werden sehr erotische Freundschaften draus. Aber ich kann genau unterscheiden, ob ein Mann will oder nicht.
Ich kann mich gut selber befriedigen. Ich habe schöne sexuelle Phantasien. Da wechseln die Männer, an die ich denke.
Vor kurzem hatte ich im Traum ein sexuelles Erlebnis mit einem Frauenkörper. Ich hatte das Gefühl, diesen Körper habe ich selber gemacht in diesem Moment. Es war sehr aufregend und erotisch. Vielleicht war es mein eigener Körper aus der Jugend. Er hat so ähnlich ausgesehen.
Meine sexuelle Erlebnisfähigkeit ist mit den Jahren nicht weniger geworden. Sie hat sich nur verschoben. Ich habe viele Beziehungen, die nicht im Bett enden, die aber trotzdem gut sind. Neulich habe ich mir überlegt, wieviele Männer ich eigentlich zur Zeit liebe. Von ganzem Herzen liebe und erotisch finde. Da bin ich auf sieben gekommen – gleichzeitig. Und die sind im Alter zwischen 27 und 60.
Meine letzte Liebe war so schön, daß ich mich nur noch auf etwas einlassen möchte, was ebenso gut sein könnte. Mein letzter Freund, das soll was Gutes sein. Und darum glaube ich eher, daß ich keinen Geliebten mehr haben werde.
Aber man soll nie nie sagen.

Sie liegen miteinander im Bett. Gesicht an Gesicht geschmiegt, die Hände zärtlich ineinander gelegt. Sie mit einem Bein über dem seinen. Ein wunderschönes altes Liebespaar. Man kann es also doch darstellen. Berührend, jenseits jeder Peinlichkeit.
Diese Liebe in den Gesichtern, diese Verbundenheit in der Körpersprache. ...
Und jetzt erst lese ich den Titel unter dem Bild:
»Lieben und sterben lassen«.
Es ist eine Geschichte in der Wochenzeitung *Die Zeit* zum Thema Sterbebegleitung. Eine Geschichte, in der es um das Recht der Alten geht, in Würde ihr Leben zu beenden. Zuhause, mit den Menschen die sie lieben.
Es ist ein Bild von Nähe – im Angesicht des Todes.
Es könnte auch ein Bild von der Nähe zwischen zwei Liebenden sein.
Zwei alte Menschen miteinander im Bett.

Da muß schon jemand im Sterben liegen, damit man es darstellen kann. ...

»Ich hole nach, was ich in jungen Jahren versäumt habe.«

Babette O., 71 Jahre

Am Morgen, wenn sie zu wirtschaften beginnt, schlafe ich noch. In Bettwäsche, die nach Landluft duftet und die sie in der Nacht bügelt, für die Urlauber auf dem Bauernhof.
Am Vormittag, unter meinem schattigen Baum, beobachte ich sie. In der sengenden Hitze wendet sie das Heu. Mit rhythmischen, kraftvollen Bewegungen, die sie nur manchmal unterbricht, um sich den Schweiß von der Stirne zu wischen oder die lästigen Fliegen zu verjagen.
Das verblichene Kopftuch über dem braungebrannten Gesicht hat sie vielleicht schon als junges Mädchen getragen. Und wenn sie zu mittag auf den Traktor steigt, mit ihren muskulösen Beinen in den plumpen Schuhen, dann kann ich sie mir als das Kind vorstellen, das sie einmal war. Wendig, drahtig, flink.
Am Abend sitzt sie vor dem Haus. Die gegerbten Hände ineinander gefaltet. Das scharfgeschnittene Gesicht durch die straff zurückgebundenen Haare betont: »Die Männer, die es früher hier gab, die haben nie mitgearbeitet. Ich war immer für alles zuständig. Für den Hof, für das Haus und für alle, die hier gelebt haben.«

Ich bin auf diesem Hof aufgewachsen. Mein älterer Bruder war der Jungbauer. Er wurde so erzogen. Er durfte das Fuhrwerk fahren, und wenn ein Tier verkauft wurde, war er an der Seite des Vaters.
Wenn es um Arbeit ging, haben sich alle auf mich verlassen. Ich habe schon als kleines Mädchen Kühe gehütet und das Heu zusammengerecht. Und weil ich so flink war, mußte ich in der brütenden Hitze nach Hause laufen und das Essen aufs Feld holen.
Meine zwei Cousins sind auch auf dem Hof aufgewachsen. Aber das waren keine Bauernkinder. Das waren Herrenkin-

der. Die waren älter und gingen aufs Gymnasium. Die mußten wenig helfen. Ihre Eltern haben in der Stadt gearbeitet.
Nach fünf Buben war ich in der Großfamilie das erste Mädchen. Meine Mutter wollte mich blondgelockt und zart, aber ich war wie ein Junge. Das hat sie enttäuscht.
Meine Cousins haben an mir gelernt, wie Frauen aussehen. Ich war noch nicht sechs, da haben sie in der Scheune meine Geschlechtsteile untersucht, sich daran begeilt und mir dann ihren Penis in den Mund gestopft. Wenn ich geschrien habe, haben sie mich in den Taubenschlag gesetzt und mir gedroht, daß sie mich nie mehr runterholen.
Das ging vier oder fünf Jahre so. Dann habe ich es meinem Vater gesagt, und er hat sie verdroschen. Ich dachte aber immer, daß ich selber schuld bin, weil ich so anders aussah. Alle in der Familie waren blond und blauäugig, und ich war dunkelhaarig und dunkelhäutig. Wenn ich schlimm war, haben meine Eltern immer gesagt: »Dich haben die Zigeuner vergessen«. Ich dachte, ich gehöre nicht zu dieser Familie.
Mit elf Jahren lag ich drei Wochen lang in der Kreisstadt im Krankenhaus. Meine Eltern haben mich nie besucht. Dafür kam täglich mein älterer Cousin. Er hat mir immer Süßigkeiten mitgebracht, und ich habe jeden Tag für ihn eine Geschichte geschrieben. Er war der einzige, der sich um mich gekümmert hat, der mich getröstet hat.
Wir waren sehr arm, und ich durfte zweimal in der Woche für ihn arbeiten. Er hatte inzwischen ein Geschäft, und ich habe dort geputzt. Das war mein erstes eigenes Geld. Von dem bin ich manchmal ins Kino gegangen.
Während ich putzte, hat er mir aus seiner Ehe erzählt, und ich habe ihm meine Kümmernisse anvertraut. Und wenn niemand mehr im Geschäft war, mußte ich ihm seinen Schwanz lutschen.
Ich war jedesmal wie gelähmt und habe es nicht begriffen. Ich habe mich geekelt, aber ich habe es geschehen lassen.

Als Wiedergutmachung hat er mich auf dem Hof gegen meine Eltern verteidigt und mich unterstützt. Vor den anderen war ich seine »kleine Schwester«, auf die er stolz war.
Damals ist mir immer wieder etwas passiert. Ich bin von der Scheune gefallen und unter das Fuhrwerk gekommen. Heute weiß ich, daß ich es einfach nicht ausgehalten habe.
Ich konnte mich ihm nicht entziehen. Als ich mit der Schule fertig war, ging ich in die Stadt. Ich war Verkäuferin in einem Schuhgeschäft. Dort habe ich auch den Josef kennengelernt. Er war Vertreter.
Ich habe ihn geheiratet, weil er nicht bedrohlich war. Er war ein sanfter, liebevoller Mann, der im Bett nie etwas von mir verlangt hat, was ich nicht wollte. Und ich habe es genossen, mit ihm. Er hat mich so schön gestreichelt....
Ich hatte ein starkes Bedürfnis nach einem »richtigen« Geschlechtsverkehr, nach all den Sauereien mit dem Cousin.
Meinem Mann habe ich nie etwas erzählt. Aber ich konnte nie sein Ding in den Mund nehmen. Er hat mich nicht gefragt warum.
Als der Krieg kam, gingen wir zurück auf den Hof.
Die jungen Männer wurden alle eingezogen.
Ich hatte die Verantwortung. Wir hatten immer genug zu essen und machten Tauschgeschäfte am Schwarzmarkt. Es hat mir Spaß gemacht, und ich habe mich stark gefühlt.
Als der Josef wieder da war, kamen die Kinder, und wir haben den Hof übernommen. Mein Bruder wollte ihn nicht.
Ich war eine starke Frau und von der Kriegszeit gewohnt, allein zu bestimmen. Der Josef hat sich seinen Platz neben mir nicht genommen. Er war zu schwach. Er war wie mein drittes Kind. Als Mann habe ich ihn nicht mehr gewollt. Aber er hat mich auch nicht gestört.

Am Hof war er überflüssig und ist wieder in die Stadt zur Arbeit gegangen. Dort hat er eine Frau kennengelernt. Mir war es recht. Wir haben uns scheiden lassen, die Kinder sind bei mir geblieben.
Unser Dorf ist katholisch. Mit der Scheidung war ich abgestempelt.
Wir hatten eine abgelegene Wiese am Ende des Tales. Wenn ich auf dieser Wiese gearbeitet habe, kamen immer wieder Männer vom Dorf vorbei und wollten es mit mir treiben. Sie haben mich angewidert. Sie waren wie mein Cousin. Ich hatte immer einen Hund bei mir. Wenn mir einer zu nahe gekommen wäre, ich hätte ihn umgebracht.
Als die Seilbahn gebaut wurde, kam der Toni ins Dorf. Er war der Betriebsleiter. Mit ihm hab' ich reden können.
Ich war 45, und er war Ende 20. Damals hatte ich schon Fremdenzimmer, und er hat bei mir gewohnt. Er war ein stiller, ruhiger Mensch, der sich nicht gerne zu den anderen Männern ins Wirtshaus gesetzt hat. Er hat viel gelesen.
Am Abend auf der Hausbank habe ich gemerkt, wie gut es mir tut, daß einer da ist, dem ich erzählen kann, der mir zuhört. Und ich hätte mich gern an ihn angelehnt.
Nach dem Feuerwehrfest bin ich mit ihm in die Kammer gegangen.
Nach so vielen Jahren – es war schön in seinen Armen zu liegen. Haut zu spüren, gestreichelt zu werden ... Er hat mich geliebt.
Im Dorf durfte es niemand wissen. Meine Kinder auch nicht. Die waren während der Woche in der Kreisstadt.
Der Toni hatte eine Freundin in der Stadt, und ich hatte immer Schuldgefühle. Ich war ja viel zu alt für ihn. Mich hätte er nicht heiraten können.
Fünf Jahre lang ist er immer am Wochenende in die Stadt gefahren und unter der Woche ist er bei mir gewesen. Wenn wer im Haus war, sind wir ganz »normal« miteinander um-

gegangen. Ich war die Zimmerwirtin und er der Mieter mit Familienanschluß.
Dann hat er geheiratet und hat eine andere Stelle angenommen. Ich habe ihn sehr vermißt und oft geweint. Er war ein anständiger Mensch, nie hätte er etwas Abfälliges über mich gesagt. In seinen Augen war immer so etwas wie Bewunderung für mich.
Die Männer, die ich hätte haben können, die wollte ich nicht. Die waren mir zu plump, zu derb, zu wenig gescheit. Und andere gab es nicht im Dorf.
Ich habe nur noch gearbeitet und war unglücklich.
Als der Schorsch kam, hatte ich mich eigentlich schon abgefunden. Er war Pensionist und hat sich am Ortsrand ein leerstehendes Häuschen gekauft. Er war handwerklich sehr geschickt, und bald hat er mir am Hof geholfen, wenn es etwas zu tun gab.
Am Abend ist er dann öfter zum Essen geblieben und nach einiger Zeit auch in der Nacht.
Im Dorf haben sie es gemerkt, aber es war mir egal. Ich wollte endlich glücklich sein.
Ich bin nicht mehr verbittert. Aber manchmal denke ich noch an meinen Cousin. Dann wünsche ich mir, daß er vorbeikäme, daß ich ihm sagen könnte, was er mir Schreckliches angetan hat. Aber es geht nicht mehr, er ist tot.
Der Schorsch und ich, wir haben nie geheiratet. Aber wir leben zusammen, obwohl er noch sein Häuschen behalten hat. Er hilft mir mit den Gästen und im Sonner bei dem bißchen Wirtschaft, das ich noch betreibe.
Er ist der erste Mann, der mich beschützt und mir viel abnimmt. Mit ihm hole ich nach, was ich in jungen Jahren versäumt habe.

»Schick mir das Essen ohne Fleisch herauf«, ruft der Kellner in die Tiefe des Speiseaufzugs. Und durch den großen Saal des alten Hotels auf der Zugspitze, in dem das Panorama den Stil ersetzt, dröhnt die mikrofonverstärkte Stimme des Koches: »Ist das für den Vegetarier?«

Vierzig Augenpaare richten sich auf den »Vegetarier«. Und je nach Wertschätzung des Begriffes sind es mißtrauische oder interessierte Blicke, die den Neuankömmling kurzfristig zum Mittelpunkt machen.

Gelassen strafft der alte Mann seine geraden Schultern und begegnet mit einem kühlen Blick der aufflackernden Neugierde, die sofort wieder erlischt, als kein Lächeln seine Bereitschaft zeigt, sich zu verbrüdern.

Er ist ein gutaussehender alter Mann, trotz seiner vielen Falten im wettergegerbten Gesicht. Mit den feinen Händen eines Städters. Einer, der das Richtige ißt und wenig trinkt, um sich fit zu halten. Einer der allein in die Berge geht, damit er keine Rücksicht nehmen muß.

Seine Einsamkeit in diesem Berghotel ist frei gewählt.

In dem Augenblick, in dem ich es denke, kommt SIE in den Speisesaal.

Die Frau ist in seinem Alter. Ihr Gesicht unter dem weißen Haarknoten ist immer noch schön. Mit schwarzen, lebendigen Augen, denen nichts entgeht, was in »ihrem« Hotel geschieht.

Sie sitzt immer allein am Tisch, und nur ein-

mal habe ich sie sprechen gehört. Das war an jenem Abend, als der Hubschrauberpilot, der wegen des Sturms landen mußte, zum Essen kam und der Hunger nach Sensation kurzfristig alle einte. Für ein paar Minuten waren wir eine Familie, und die alte Frau sagte: »Ich war schon 72 Mal hier. Das Wetter ist manchmal so schlecht, daß nicht einmal die Bahn fahren kann.«
72 Mal war sie schon in diesem Hotel! Und ich habe sie mit dem Stigma der »einsamen Alten« belegt! Wäre sie so oft hierhergekommen, wenn sie das fühlte, was ich ihr unterstelle?
Warum unterstelle ich es der Frau? Warum nicht dem Mann?

»Die Angst, keinen neuen Lebensgefährten zu finden, hat mich viel ertragen lassen.«

Claudia M., 65 Jahre alt

Das geblümte Sofa ist übersät mit Fotos. Claudia als Mannequin in Kapstadt, Claudia am Strand, Claudia mit einem jungen Mann in der Blumenwiese. »Ich war einmal eine schöne Frau«, sagt sie seufzend und schlägt die schlanken Beine übereinander. »Aber jetzt mache ich zu wenig aus mir.«
Sie ist immer noch attraktiv. Kinnlanges, dichtes graues Haar, leicht gelockt. Blaue Augen, hohe Backenknochen, eine schmale Nase über vollen Lippen. Die heruntergezogenen Mundwinkel und der dicke, plumpe Lodenrock passen nicht zu der Lebendigkeit, mit der sie erzählt.

Ich bin in Kapstadt aufgewachsen. Meinen Mann habe ich geheiratet, weil die Ehe meiner Eltern eine einzige Katastrophe war. Mein Vater hat sich das Leben genommen. Ich wollte nur weg. Den ersten, der gesagt hat: ›Ich heirate dich‹, den habe ich genommen. Ich war 21 Jahre alt.
Er war ein Österreicher, und es war nicht die große Liebe. Aber wir hatten eine nette Art, miteinander umzugehen, und haben drei Kinder zusammen. Eines davon ist als Baby gestorben.
Sieben Jahre lief die Ehe gut. Dann hatte ich Liebschaften gehabt, er hatte Liebschaften, und wenn man einmal damit anfängt, dann ist das Tabu gebrochen. Dann ist es das nächste Mal schon viel leichter.
Während meiner Zeit in Kapstadt hatte ich eine große Liebe. Der Mann war verheiratet und wollte sich für mich scheiden lassen. Aber ich bin das Risiko nicht eingegangen. Ich bin

bei meinem Mann geblieben, und wir sind nach Österreich gezogen. Ich war damals 35.
Wir lebten auf dem Land, und ich fühlte mich schrecklich isoliert und hatte Depressionen. Die Kinder waren sieben und neun.
Dann fand ich einen Job als Sekretärin. Ich war für das Telex verantwortlich. Eines Tages kam ein Fernschreiben aus Paris, da stand: »Hallo, wie heißt Du, können wir uns über Fernschreiber unterhalten?«
Dieser kleine Satz hat mein ganzes Leben verändert. Es war eine phantastische Art der Kommunikation. Beim Telephonat hört man die Stimme. Der Brief kommt erst Tage später an. Bis dahin hat sich die Stimmung längst geändert. Aber am Fernschreiber, da weiß man genau: Wenn der andere mit einer Antwort zögert, dann ist da etwas. Man kriegt jede Schwingung mit.
Wir haben uns per Telex gefragt: Wie siehst du aus? Wie bist du? Was trägst du heute für Farben ...? Das hat eine besondere Erotik gehabt.
Es war wie ein Traum. Plötzlich war da jemand ohne Alltag. Jemand, der mir schöne Worte sagte und mit mir das Leben genießen wollte.
Ich war damals 38 und Nicola war 28. Eines Tages trafen wir uns in Wien. Er war auf der Durchreise. Es war ganz unromantisch, um fünf Uhr morgens am Bahnhof. Wir waren beide ganz verschlafen.
Er stieg aus dem Zug, ich werde diesen Augenblick nie vergessen. Wir sahen uns an, und ich kam nie mehr von ihm los. Er war ein schöner Mann, groß und blond. Wir waren ein schönes Paar.
Dann gingen Briefe hin und her. Er lebte in Paris. 2 400 Briefe hat er mir im Lauf unserer Beziehung geschrieben. Aber wenn ich einmal meine Sorgen erwähnte, dann kam zurück: »Je t'aime« oder andere schöne Worte. Und wenn

ich mal über meine Probleme sprechen wollte, dann sagte er: »Mach es kurz und lustig.« Er war ohne Verantwortungsgefühl und wollte sich nur vergnügen. Er wollte weder eine Frau mit zwei Kindern, noch wollte er irgendwelche Sorgen teilen.

Ich kannte ihn ein halbes Jahr, als ich mich scheiden ließ, obwohl ich wußte, wie er war. Es war ihm unangenehm, er wollte das gar nicht. Ich habe gelogen, ich sagte ihm, daß er nichts damit zu tun hätte. Ich dachte damals, ich sei stark genug, um alles allein zu tragen.

Nach einiger Zeit zog Nicola nach München. Das war schon weniger weit weg als Paris. Wir sind hunderte Male hin und her gefahren. Unsere Beziehung war damals sehr schön. Es war zwar traurig, immer wieder Abschied zu nehmen und sich immer wieder neu zu finden. Aber es war trotzdem eine ideale Form des Zusammenseins.

Nach zwei Jahren fing er an zu trinken. Er arbeitete für eine ausländische Firma, in der es üblich war, nach Dienstschluß mit den Kollegen einen zu heben. Er hat schlimme Sachen gemacht. Gläser zertrümmert, Autos demoliert. Er wurde wegen Trunksucht gefeuert und kam nach Wien.

Hier war er ein halbes Jahr arbeitslos. Ich habe für ihn gesorgt. Ich war immer die Retterin, die Helferin. Er hat ständig irgendwelchen Blödsinn gemacht. Ich mußte ihn mehrmals aus dem Gefängnis holen. Es waren immer Kleinigkeiten.

Einmal hat er zum Beispiel die Fahne des Bundespräsidenten gestohlen. Er kam nicht nach Hause, weil sie ihn eingesperrt hatten. Später sagte er: »Ich habe so eine große, schöne Fahne mit einem Adler gesehen, und die wollte ich haben.« Er war wie ein Kind.

Sieben Jahre habe ich mit ihm in dieser Wohnung zusammengelebt. Ich habe für ihn sogar einen offenen Kamin einbauen lassen, weil er immer fror und Kaminfeuer liebte.

Das Betrügen fing erst in den letzten Jahren an. Er kam immer öfter nicht nach Hause, und ich habe ihn gesucht. Ich bin in die Innenstadt gefahren und habe ihn oft erst in der Früh gefunden. Mal mit einer anderen Frau, mal allein und betrunken. Ich weiß nicht mehr, was schrecklicher war. Meine Mutter war auch eine Alkoholikerin. Wahrscheinlich habe ich mir deswegen diesen Mann gewählt, damit ich wieder darunter leiden kann.

Mit der Zeit wurde es immer schlimmer. Er sagte, ich komme in einer Stunde nach Hause, und ich briet für ihn die schönsten Hühnchen und kochte ihm ein Süppchen. Doch dann kam er oft erst einen Tag später. Ich wünsche das meinem ärgsten Feind nicht, was man mit einem Menschen durchmachen kann, der einem immer noch die Illusion läßt. Der sagt: »Du bist die Nummer eins in meinem Leben«, aber sich entzieht. Er war wie ein Fisch, der einem immer wieder entgleitet, und ich konnte ihn überhaupt nicht greifen.

Einerseits wollte er bei mir bleiben und alles genießen. Auf der anderen Seite wollte er seine Freiheit haben. Er hat immer behauptet, daß er in mir nicht die Mutter sieht, die ihn pflegt und aushält. Aber ich glaubte ihm nicht.

Je mehr er sich entzog, um so besitzergreifender wurde ich. Ich grabschte nach ihm. Ich wußte schon, daß es in meinem Alter schwer ist, einen neuen Mann zu finden. Und ich dachte mir immer: »Lieber sowas und ungut, als allein leben.«

Es ist unglaublich, zu was ich fähig war für diesen Mann. Es ist ganz einfach würdelos. Ich war damals 60. Eine jüngere Frau hätte sich das nie gefallen lassen. Die Angst, keinen neuen Lebensgefährten zu finden, hat mich viel ertragen lassen.

Eines Tages fand ich Briefe in seiner Tasche, in denen eine Frau ihm schrieb, wie schön es gestern mit ihm war und was sie in seinen Armen gefühlt hatte.

Da konnte ich nicht mehr. Ich habe seine Sachen gepackt und

ihm gesagt, daß er ausziehen muß. Er wollte aber hierbleiben. Meine rechte Hand hat eingepackt und die linke wieder ausgepackt. Ich war ihm hörig. Ich hatte Gefühle im Bett mit ihm erlebt, die ich mit keinem anderen Mann erlebt hatte.
Das ist eine Zeitlang so weitergegangen. Das Leben war eine einzige Qual. Schließlich habe ich für ihn ein Zimmer gesucht, das Schloß an meiner Wohnungstüre geändert und ihn gezwungen, auszuziehen.
Er ging, aber in Wirklichkeit ist er dageblieben. Er hat fast alle seine Sachen in meinem Keller verstaut, ohne daß ich es wußte. Und er rief mich jeden Tag an. Er hat in mir immer wieder die Illusion genährt: »Ich komme wieder.«
Dann kam er wieder. Unter den fadenscheinigsten Vorwänden. Mal wollte er eine Briefmarke, dann wieder einen Telefonschilling. Immer häufiger blieb er dann über Nacht, und wir schliefen wieder miteinander. Er wollte mit mir sein. Gleichzeitig hatte er eine Beziehung zu einer Französin. Aber er sagte immer: »Die ist nicht wichtig. Die ist schlecht im Bett, und mit dir ist alles viel besser.«
Später habe ich in meinem Keller viele Liebesbriefe von anderen Frauen gefunden. Ich habe sie verbrannt und ihm die Asche geschickt.
Wirklich vorbei war die Geschichte erst, als er nach München zog. Aber ich habe lange Zeit gebraucht, bis ich mich von ihm erholt hatte.
Ich war dann lange allein. Am Anfang wollte ich sofort wieder einen Mann. Ich bin mit aufgerissenen Augen durch die Kärntnerstraße gelaufen. War schick angezogen, habe mich in Bars und Kaffeehäuser gesetzt und wollte unbedingt jemanden kennenlernen. Aber es klappte nicht. Ich hatte einfach keine Ausstrahlung. Ich wirkte so, als ob ich keinen Sex brauchte, aber in Wirklichkeit wollte ich es unbedingt.
Ich war 65, als ich den Italiener kennenlernte. Er war 35, und gleich beim ersten Mal gab es ein Problem: Ich hatte eine zu

trockene Scheide. Der Frauenarzt sagte mir, daß das altersbedingt sei. Ich solle aufhören, Verkehr zu haben, ich sei dafür ohnehin schon zu alt. Zufällig habe ich kurze Zeit später im Fernsehen eine Sendung zu diesem Thema gesehen und da erst erfahren, daß das gar kein Problem ist. Ich brauchte nur ein Gleitmittel.
Der Italiener wollte aber nicht, daß ich ein Gleitmittel benütze. Er sagte, das sei ihm unangenehm. Ich habe mit ihm geschlafen, aber unter großen Schmerzen. Ich hatte immer Angst, daß es weh tut und habe mich verkrampft. Manchmal war es wieder besser.
Wir sind miteinander nach Italien gefahren. Wir saßen im Restaurant, und er hat ferngesehen, während wir aßen. Er sprach kaum mit mir und hat sich nur mit anderen unterhalten. Und immer wieder hat er auf meine Kosten Leute eingeladen. Bei ihm hatte ich manchmal das Gefühl, daß ich für die Liebe bezahle. Das wurde nie klar ausgesprochen, aber jedesmal, wenn wir im Taxi fuhren oder ins Restaurant gingen, ließ er sich von mir einladen. Es kam zum Streit. Er sagte mir: »I do not want to fuck my grandmother.« Da bin ich abgereist.
Es gibt ihn immer noch, obwohl wir keinen regelmäßigen Kontakt mehr haben. Aber aus irgendeinem Grund will er immer wieder mit mir schlafen. Es ist keine ideale Geschichte.
Vielleicht will ich mir nur beweisen, daß ich in meinem Alter fähig bin, einen 35jährigen zu haben. Es tut mir einfach gut, wenn mich jemand begehrt. Das ist wichtig für mich.
Der Mann, mit dem ich eine Beziehung haben möchte, müßte zart und lieb sein.
Ich würde mich sofort wieder auf eine große Liebe einlassen, auch wenn ich dann wieder so einem Mann verfalle wie Nicola. Aber ich habe auch Angst und bin zutiefst geschädigt.

Trotzdem würde ich es wieder tun.
Er hatte etwas, was für mich wichtig war: Spontaneität und Verrücktheit.
Am Sonntag packten wir unseren Rucksack und wollten zum Beispiel einen Ausflug machen. Auf dem Weg zum Autobus blieben wir in einem Gasthaus hängen, weil es gerade schön war. Am Abend sind wir mit dem gepackten Rucksack wieder nach Hause gegangen. Die Wanderung haben wir dann eben am nächsten Sonntag gemacht.
Mit meinem Mann wäre das nie passiert. Für ihn bedeutete Sonntag: Man setzt sich in den Wagen, hält um punkt 12 Uhr bei einem Restaurant, ißt ein Wienerschnitzel und trinkt am Nachmittag Kaffee. Alles war vorhersehbar.
So einen Mann, wie ich ihn brauche, gibt es nicht: Ich will einen Zigeuner, der gleichzeitig konventionell ist.
Aber es gibt sowieso keine Männer. Wo sind sie? Ich habe schon alles probiert: Ich war in einem internationalen Club. Da saßen nur frustrierte Frauen herum. Ich habe auf Annoncen geantwortet: Da haben die Männer auf eine Prinzessin gewartet.
Ich reise gern, und ich habe meine Enkelkinder und viele junge Freunde. Ich führe ein offenes Haus. Wir essen und trinken, und es ist immer etwas los. Aber alle sind Frauen.
Manchmal befriedige ich mich selbst. Aber es ist ein schlechter Ersatz. Früher habe ich dabei immer geweint.

Er hatte sich für mich schön gemacht. Der lässige, junge Mann mit den hautengen Jeans und der Lederjacke als Markenzeichen, hatte sich für mich, die »reife Frau«, verkleidet.
Er gefiel mir nicht mehr. Das, was bei unseren Arbeitsgesprächen so vielversprechend geknistert hatte, war in seinem spießigen Anzug erstickt.
Aber sollte ich ihm vorwerfen, daß er sich »bemüht« hatte? War nicht auch ich vor dem Spiegel gestanden und hatte das schwarze, enge Kleid gewählt, um besonders jung auszusehen?
Im Restaurant vergaß ich den Anzug und meinen Unmut. Es war wieder da. Das Glitzern, die Freude, die Lust am Spiel.
Er war mir überlegen. Er konnte Radio machen, und ich wollte es lernen.
Ich war ihm überlegen. Ich konnte Bücher schreiben und hatte ihm 15 Jahre gelebte Erfahrung voraus.
Wir waren uns ebenbürtig.
Irgendwann bemerkte ich die Blicke der anderen. Männer und Frauen. Ich konnte ihre Gedanken lesen: »Was will der junge Kerl mit der älteren Frau? Wie stehen sie zueinander?«
Ich sah mich um. Mindestens ein Drittel der Tische war mit älteren Männern besetzt, die junge Mädchen ausführten. Niemand fand es bemerkenswert.

Romana ist die einzige in dem Zeltdorf für pensionierte Pfadfinder, die lebendig wirkt. Die anderen Frauen sitzen den ganzen Tag mit ihren Männern vor dem Zelt und stehen nur auf, wenn die Glocke zum Essen läutet. Romana aber ist den ganzen Tag in Bewegung. Wäscht für die Enkelkinder, läuft zum Strand, steigt den steilen Weg zum Dorf hinunter.

In bunten Kitteln und Bändern im Haar.

»Die Liebe? Da hättest du mich früher fragen sollen. Vor 10 Jahren. Jetzt bin ich 65. Aus dem Wind ist eine Flaute geworden.

Die Liebe? Ja, ich liebe meinen Mann, meine Töchter, meine Enkelkinder, meine Schwestern, meine Brüder, meine Nichten und Neffen.

Die Liebe? Ich liebe die Natur und alle guten Menschen.

Die sexuelle Liebe ist vorbei.«

Im Schatten der Pinienbäume sitzt ihr Mann. Gutmütig, schwerfällig, alt. In der Nacht schläft er in seinem eigenen Zelt.

Am nächsten Tag treffe ich Romana im Waschraum.

»Gib mir etwas von dieser Creme«, sagt sie. »Vielleicht macht sie mich schön. Vielleicht kann er dann sehen, daß ich noch eine begehrenswerte Frau bin.«

»Ich habe erst im Alter angefangen zu lieben – dann aber heftig.«

Marcella, 83 Jahre

»Ich muß am Abend Babysitten, meine Rente reicht nicht«, sagt Marcella am Telephon. »Bitte kommen Sie nicht am Vormittag, ich will mich ausschlafen.«
Die Armut ist in der Wohnung nicht sichtbar: Glänzende Parkettboden, schöne alte Möbel. Erinnerungen an eine Zeit, als Marcella noch Schauspielerin war: »Ich sehe mich hin und wieder im Fernsehen in alten Filmen. Ich war als junges Mädchen oft in Nebenrollen beschäftigt.«
In den hohen Räumen ist es kalt, und Marcella führt mich auf die verglaste Veranda. »Wie schön, daß heute die Sonne scheint, da müssen wir nicht frieren. Ich heize nicht, ich will sparen. Ich möchte meinen Kindern Weihnachtsgeschenke kaufen.«
Die Kinder sind das Wichtigste in ihrem Leben. »Ich habe nur einmal in meinem Leben eine Rolle abgelehnt. Da hätte ich den Satz sagen müssen: ›Ich hasse meine Kinder‹. Das konnte ich nicht.«
In der wärmenden Herbstsonne sitzt Marcella mir gegenüber: In einem schmalgeschnittenen, dunkelblauen Kleid, aus einem teuren Stoff, der viele Jahre überlebt hat. Die Ohrclips mit rosa Steinen besetzt, passend im Ton zur Halskette. Sie sieht aus wie eine zarte, altmodische Porzellanpuppe. Mit einer schönen, alabasterfarbenen Haut, von tausend kleinen Fältchen durchzogen.
Und wenn sie die Augen schließt und mit ihrer tiefen, geschulten Stimme ein Gedicht vorträgt, sind sie alle wieder da. Die Männer, die in ihrem Leben wichtig waren und die fast alle schon gestorben sind und die Gedichte, die sie für sie geschrieben hat:
»Die mich einst liebten, haben mich verlassen.
Nicht, daß ihr Herz sich abgewandt.
Sie zogen alle in das ferne Land, da Glück und Schmerzen sanft verblassen. ...«

Ich war ein sehr romantisches Kind. Mein erstes Liebesgedicht habe ich mit elf Jahren geschrieben. Er war Konzertpianist und hat für mich die Mondscheinsonate gespielt. Ich habe nie mehr einen Mann so geliebt wie ihn. Es war eine Verehrung aus der Ferne. Das Gedicht habe ich ihm nie gezeigt. Jetzt ist er schon lange tot. Aber wenn ich einen Wunsch frei hätte, würde ich zwei Menschen gerne wiedersehen: Meine erste Liebe und meinen Vater. Mein Vater ist der einzige Mann, dem ich kein Gedicht gewidmet habe. Mir fehlen die Worte, ihn zu beschreiben. Er war das Idol meines Lebens: Gütig, humorvoll, geistreich, künstlerisch, charmant ...

Ich wurde mein ganzes Leben lang viel geliebt und umworben. Aber ich bin dabei meistens kalt geblieben. Ich habe überhaupt erst im Alter angefangen zu lieben – dann aber heftig.

Ich wollte unbedingt Kinder haben. Ich hatte eine Unzahl von Verehrern, und beim Film haben es immer wieder Regisseure und Aufnahmeleiter bei mir versucht. Aber mit 27 hatte ich immer noch keinen gefunden, der mir so gut gefallen hätte wie meine erste Liebe.

Mit 30 wußte ich, daß die Zeit drängt, wenn ich Kinder will, und habe einen Filmproduzenten geheiratet. Ich habe ihn nicht wirklich geliebt, aber er hat mich als Frau glücklich gemacht. Und von allen Männern, die ich kannte, war er der sympathischste. Er war ein guter Mensch und sehr tierlieb. In der Hochzeitsnacht bin ich schwanger geworden.

Unser erstes Kind ist an Lungenentzündung gestorben. Ich war verzweifelt und sehr geschwächt, aber mein Arzt hat mir schnell zu einem zweiten Kind geraten. Um zu vergessen.

Ein Jahr später kam unser Sohn zur Welt.

Dann kam der Krieg, und mein Mann ist eingerückt. Als er auf Heimaturlaub kam, hat er gesagt: »Ich sehne mich so nach dir, aber wir dürfen in dieser schrecklichen Zeit nicht noch ein Kind zeugen.«

Er hat sich ein Präservativ unters Kopfpolster gelegt, und als er ins Badezimmer ging, habe ich schnell eine Schere geholt und ein Loch hineingeschnitten. Ich wollte unbedingt ein zweites Kind.

Als mein Mann aus der russischen Kriegsgefangenschaft zurück kam, hat mein zweiter Sohn zum ersten Mal seinen Vater gesehen. Ich habe immer mit den Kindern gebetet: »Lieber Gott, laß den Papa zurückkommen.«

Ich hätte gerne noch mehr Kinder gehabt, aber mein Mann war kein Mann mehr. Er war 1.88 groß und wog 39 Kilo. Er war auch kaum noch in der Lage, Geld zu verdienen. Der Krieg hat ihn zerstört.

Manchmal hat er noch versucht leidenschaftlich zu sein, und ich habe es über mich ergehen lassen. Er hat mich geweckt und ist danach auf mir eingeschlafen.

Unsere Beziehung als Mann und Frau war vorbei. Ich hatte auch kaum Zeit und war immer müde. Ich mußte arbeiten, den Haushalt führen und nebenbei noch meine alte Mutter pflegen. Meine Mutter war zum Schluß schon so verwirrt, daß ich sie nicht allein lassen konnte. Zur Arbeit habe ich sie meistens mitgenommen. In der Nähe des Theaters gab es ein Kino. Dort habe ich zwei Karten gekauft und sie hineingesetzt. Und wenn ich meinen Part gespielt hatte, bin ich schnell hinübergerannt und habe mich leise hineingeschlichen. Einmal war sie nicht mehr da, und ich mußte sie überall suchen. Meine Mutter war 94, und ich war damals 65.

In dieser Zeit hatte ich eine große Liebe am Theater. Wir spielten im selben Stück. Er war 14 Jahre jünger. Wir sind auf der Drehbühne gestanden, und als die Lichter ausgingen, sagte er plötzlich: »Warum habe ich dich nicht früher getroffen? Jetzt bin ich kein Mann mehr.« Da habe ich ihm mit einem Gedicht geantwortet:

»Die Flammen der Jugend sind niedergebrannt.
Verrauscht ist der heiße Akkord.

Behutsam nimmst du meine Hand,
und ich, ich zieh' sie nicht fort.
Denn unter der Asche des Lebens schimmert noch leuchtende Glut
und hegt mit sanfter Wärme, was still im Herzen ruht.«

Es wurde eine heiße Liebesaffaire. Er war ein herrlicher Mann – auch im Bett. Aber er hat mich so mit seiner Eifersucht gequält, daß ich ihn nicht mehr aushalten konnte. Einmal saß er die ganze Nacht vor unserem Haus, und ich hatte Angst, daß mein Mann ihn sieht. Um vier in der Früh bin ich dann hinunter und habe ihm gesagt: »Mein Mann ist mein Freund, und ich werde ihn nicht verlassen, weil er mich braucht.«

Später habe ich mich dann doch scheiden lassen, aber nur aus finanziellen Gründen. Ich bekam dadurch eine etwas höhere Rente, und wir mußten mit jedem Groschen rechnen.

Mein Mann hat aber weiter bei mir gewohnt. Wo hätte er hingehen sollen? Er war ja so unselbständig!

Ich habe ihm jeden Tag ein frisches Hemd und frische Sokken hingelegt und mir gesagt: »Er ist der Vater meiner Kinder, er verdient es.«

Ich war 69, als meine große, letzte Leidenschaft in mein Leben kam.

Es war in Caorle. An meinem Frühstückstisch saß ein bildschöner Mann mit Frau und Tochter. Es gab ein Buffet, und die beiden Frauen schickten den Mann unentwegt durch die Gegend, um dies und jenes zu holen.

Nach dem vierten Mal sind mir die Nerven durchgegangen. Ich habe mit der Faust auf den Tisch geschlagen und geschrien: »Ich halte das nicht mehr aus. Da sitzt ein junges Mädchen bei Tisch, und der Vater wird herumgeschickt. Hier bleibe ich nicht sitzen.«

Am Abend ging ich am Meer spazieren. Auf einmal war er neben mir. Im Verlauf des Gesprächs fragte ich ihn, ob er

diese Frau noch liebt. Und er sagte: »Ich habe sie nie geliebt, unsere Mütter haben uns versprochen.«
Die Familie reiste nach ein paar Tagen ab. Zum Abschied sagte ich dem Mann: »Es ist ein Verbrechen, bei einem Menschen zu bleiben, den man nicht liebt.«
Im nächsten Jahr war er wieder da. Allein und geschieden. »Ich danke Ihnen«, hat er gesagt. »Jetzt bin ich endlich ein freier Mann.«
Es war ein schöner Urlaub, und er hat mir einen Heiratsantrag gemacht. Er wollte, daß ich meine Wohnung aufgebe und zu ihm ziehe. Er wollte jemanden finden, der meinen Mann pflegt, der einen Schlaganfall gehabt hatte.
»Sind Sie verrückt?«, habe ich gesagt. »Solange mein Mann lebt, kümmere ich mich um ihn.«
Aber ich versprach, im nächsten Jahr wiederzukommen.
Im nächsten Jahr war mein Mann tot. Ich wollte gar nicht nach Caorle fahren, aber mein Arzt hat es mir empfohlen. Ich war sehr erschöpft.
Als ich ankam, saß meine Urlaubsliebe auf einer Steinbank am Meer und las in einem Buch. Ich sah ihm eine Weile zu. Er war so ein schöner Mann! Mit schwarzen Locken und weißen Strähnen im Haar. Er war 54, und ich war 72.
Ich setzte mich leise zu ihm. Er sprang auf und rief: »Da bist du ja endlich.« Und ich sagte: »Hier bin ich, und ich bin frei.«
In dieser Nacht wurde ich seine Geliebte. Er war so zärtlich, so leidenschaftlich. Er breitete eine Decke am Strand aus und streute Blumen darauf. Ich habe ihn nicht geliebt, aber ich wurde von seiner Begierde weggetragen.
Wir haben uns jedes Jahr getroffen, und ich habe immer mehr für ihn empfunden. Aber ich bin nie zu ihm gezogen.
Eines Nachts hat das Telephon geläutet, und sein Cousin hat mir mitgeteilt, daß er tot ist. Es war furchtbar.
Das war vor fünf Jahren. Ich war 78. Mein Körper hat

auch damals noch wie eine Frau gefühlt, und es gibt immer noch Momente, wo ich als Frau fühle. Das wird meistens von bestimmten Dingen ausgelöst: Ein gewisser Duft, ein Nachtbild von Wolkenkratzern mit erleuchteten Fenstern. ...

Oder dieser junge Mann am Theater meines Sohnes. Er kam auf die Bühne und hatte nur einen Lendenschurz an. Ich habe ihn schon in vielen Produktionen gesehen, aber es ist mir nie zu Bewußtsein gekommen, daß er mir gefällt.

Ich habe als junge Frau immer ältere Männer geliebt. Aber wenn ich jetzt einen Mann in meinem Alter sehe, denke ich mir nur: »Das ist aber ein lieber alter Herr.« Erotisch finde ich nur die jüngeren.

Dieser Schauspieler ist erst 54, und einmal hat er mich gefragt, welcher Mann am Theater mir am besten gefällt. Da habe ich geantwortet: »Du! Aber das hättest du mich fragen sollen, als ich jung war. Da hat er mich geküßt und gesagt: »Du bist ja noch so jung.«

Er hat mich seither schon zweimal angerufen. Aber ich rufe ihn nicht zurück, und es ist noch nichts passiert. Aber heimlich würde ich mir wünschen, seine Geliebte zu werden. ...

Als ich damals aus dem Theater wegging, hat er mich gebeten, ihm ein paar Worte zu schreiben. Da habe ich gedichtet:

»Mein Herz ist jung geblieben,
wenn auch an Jahren alt.
Hat mich zu dir getrieben,
mit magischer Gewalt.
Will für mein Leben noch –
wie lange noch – wie lang –
Der Freundschaft Warmes geben,
die mich so ganz bezwang.
Im Traum mich zu verschenken,
das ist mir noch erlaubt.

Und manchmal an dich denken,
der mir mein Herz geraubt.«
Da hat er mich umarmt und geküßt und gesagt:
»Nicht nur im Traum. ...«

Tante Lena in einem Blumenkleid. Ich sitze zu ihren Füßen, wie damals als Kind. Sie war meine Lieblingstante, weil sie immer so gut roch und die schönsten Märchen erzählen konnte. Jetzt ist sie fast 70 und reist viel in der Welt herum. Ihr Mann ist seit langem tot.
»Tante Lena«, bettle ich, wie vor 30 Jahren, »erzähl mir was. Erzähl mir, wie es dir geht in deinem Liebesleben.«
Tante Lena lächelt und sagt: »Warte, mein Kind, bis ich alt bin, dann werde ich dir alles erzählen.«

Sie spielen wie junge Hunde. Reiben ihre kalten Nasen beim Küssen aneinander, schlagen Purzelbäume im frischgefallenen Pulverschnee und segeln mit wehendem Haar auf ihren Snowboards. Bunte Paradiesvögel in wildgemusterten Anzügen. Faltenfreie Gesichter in der Gletschersonne.
Ich fühle mich plötzlich uralt. ...
Ibiza vor 15 Jahren:
Das junge Mädchen entsteigt dem Hotel-Swimmingpool, jede Geste geplant. Die Sonne glitzert auf den winzigen Goldhärchen ihrer gebräunten Beine. Und als sie ihr nasses Haar schüttelt und zur Bar schlendert, folgen ihr die bewundernden Blicke der Männer.
Ich fühle mich plötzlich uralt. ...
Das Gefühl, alt zu werden, schreibt L. W. Jones in seiner Studie *Persönlichkeit und Alter*, kann zwischen dem 18. und dem 80. Lebensjahr immer wieder auftreten. ...

»Ich unterdrücke meine Sehnsucht nach Zärtlichkeit, nach Sexualität.«

Judith, 71 Jahre

Sie empfängt mich in ihrer Vorortvilla mit Tee und kleinen Kuchen. Ein kräftiger Händedruck, ein prüfender Blick. Freundlich, aber distanziert. Eine Frau, der man den analytischen Verstand ansieht. Das elegante Schneiderkostüm unterstreicht die Disziplin, mit der sie im Leben steht.
»Ich habe es mir überlegt«, sagt sie, »ich will Ihnen doch nichts erzählen. Ich habe am Telephon zugesagt, aber jetzt finde ich es unzumutbar, daß ich Ihnen meine zentralen Konflikte präsentieren soll. Auch wenn Sie eine Fremde sind, auch wenn ich Sie nie mehr wiedersehen muß. Und was haben Sie davon, wenn ich Sie anlüge. Dann steht das auf dem Papier, und der Leser wird betrogen. Damit kann ich noch weniger leben!«
Judith analysiert, wägt ab, diskutiert, und plötzlich sind wir mitten in ihrem Leben.

Meine Sexualität ist vorhanden, aber ich zeige sie nicht. Wenn man jung ist, dann ist sie so etwas Fabelhaftes, Unerhörtes, daß es auf den Mann, mit dem man schläft, gar nicht besonders ankommt.
Mein erstes Erlebnis hatte ich mit einem Mann, den ich sehr liebte. Er ist im Krieg gefallen. Wenn aus dieser Beziehung eine Partnerschaft geworden wäre, dann wäre alles anders. Dann wäre ich heute sicher ein viel glücklicherer Mensch.
Eine Zeitlang nach seinem Tod, war die Freude am Sexuellen in mir so stark, daß ich herumgeliebt habe. Mal den, mal den, wer mir gerade gefallen hat. Ich mußte gar keine besondere Beziehung haben. Alleine das Zusammen Schlafen – das war so etwas Elementares. ...
Mit 33 habe ich einen Mann geheiratet, zu dem meine sexuelle Bindung nicht besonders stark war. Wir hatten in ande-

ren Bereichen, vor allem in der Kunst, ein so starkes Gefühl, wer der andere ist, daß wir uns ganz nahe waren. Das hat uns bis heute zusammengeschmiedet.
Dann kamen die zwei Kinder, und mein Mann war beruflich sehr beschäftigt. Ich habe, als die Kinder klein waren, mein Studium beendet. Ich hatte wenig Zeit für ihn und war immer müde. Wir sind selten ausgegangen. Das hat unserer Beziehung sicher nicht gutgetan.
Wahrscheinlich hätte sich unser Liebesleben besser entwikkelt, wenn wir keine Kinder gehabt hätten, wenn nicht die Last der Familie ein solches Gewicht gehabt hätte, daß die andere Seite kaum gelebt werden konnte.
Wir waren so beschäftigt, daß unsere Sexualität total ins Hintertreffen geriet. Das war natürlich ein Mangel in unserer Ehe. Ein Mangel, unter dem ich sehr gelitten habe. Wir haben darüber gesprochen, aber es kam nichts dabei raus. Diese Generation von Männern ist nicht gewohnt, von ihren Gefühlen zu sprechen.
Unser Liebesleben war nie so, wie ich es mir gewünscht hätte. Und es wurde nie so. Infolgedessen verläpperte sich die ganze Sache, und mit 50 – wir sind beide gleich alt – hörte die Sexualität zwischen uns ganz auf.
Ich habe sehr darunter gelitten und bin davon ausgegangen, daß es mir nicht gelungen war, ihn zu einem Liebhaber zu machen. Daß ich diejenige war, die ihn nie wirklich entzückt hat.
Ich bin dann aus Hamburg weggezogen. Die Trennung war notwendig, weil es nicht mehr auszuhalten war. Dieser Mangel an sexueller Befriedigung war unerträglich. Natürlich hätten wir uns auch scheiden lassen können, aber unser Zusammengehörigkeitsgefühl war zu stark. Wir haben einfach alles offen gelassen. Ich hoffte auch, daß sich durch die räumliche Trennung unser Liebesleben wieder einrenken könnte. Daß, wenn der tägliche Kleinkram wegfällt, wieder

so eine Art Flitterwochen unsere Beziehung neu beleben könnte. Es hat aber nichts genützt.

Wir sind trotzdem verheiratet geblieben. Wir treffen uns zu allen Festen und besuchen uns gegenseitig. Wir sind eine gute Familie. Aber wir haben eine Ehe ohne Sexualität.

Jetzt, wo die körperliche Liebe nicht mehr wichtig ist, ist zwischen uns etwas Neues gewachsen. Unsere Bindung ist wieder stärker geworden, weil wir uns nicht mehr bekämpfen, weil ich als Frau keine Ansprüche mehr an ihn stelle.

Mein Mann hat mich auf seinem Gebiet – der Kunst – besiegt. Da ist er mir überlegen. Das hat mich vielleicht ein ganzes Leben an ihm festgehalten. In der sexuellen Vitalität bin ich ihm aber weit überlegen. Oder vielleicht bin ich einfach nicht die Frau, die er im Bett gebraucht hätte. Das bleibt ja im Dunkeln. Das werden wir nie mehr herausfinden.

Aber es interessiert mich. Ich frage mich manchmal: »Was hat er an mir nicht gemocht?« Doch darüber spricht man nicht.

Ich mochte an ihm nicht, daß Sex für ihn keine große Rolle spielt. Und für mich ist die Harmonie im Bett so wichtig. Nicht nur wegen des Reizes, der Höhepunkte. Auch als Möglichkeit, sich dem anderen zuzuwenden, als Hingabe und Annäherung.

Mit diesem Mann, der im Krieg blieb, habe ich diesen Einklang zwischen Körper und Seele erlebt. Er war der einzige in meinem Leben, bei dem das so gestimmt hat. Und seither sehne ich mich danach.

Ich habe eigentlich immer noch den Wunsch, mir einen anderen Mann zu suchen. Aber ich habe es nie getan. Wohl aus dem Gefühl heraus, daß ich noch einmal eine so konfliktreiche Sexualität nicht verkraften würde.

Ich verliebe mich immer mal wieder. Aber in junge Männer, nicht in einen Gleichaltrigen. Mir geht es wie den meisten alten Männern, die sich junge Frauen nehmen. Ich möchte,

wenn ich schon einen Mann in meinem Bett habe, daß er reizvoll ist.
Aber es müßte schon eine ganz starke Beziehung da sein. Eine Übereinstimmung des Gefühls, der Vorstellungen, der Urteile und der Wertmaßstäbe.
Denn ich bin nicht mehr schön. Die Liebe hat ja auch einen ästhetischen Bereich. Und wenn ich mich ausziehe, dann fühle ich mich so abscheulich, daß ich mir nicht vorstellen kann, daß ein Mann das übersieht. Die gleichaltrigen Männer im Schwimmbad finde ich ja auch scheußlich.
Ich könnte mich in meiner jetzigen, alten Häßlichkeit nur einem Mann präsentieren, von dem ich wüßte, daß er MICH meint. Weil der heutige Körper nicht mehr das ausdrückt, was ich eigentlich bin. Ich fühle mich viel jünger als ich bin. Aber ich sehe leider nicht mehr so aus, wie ich mich fühle. Und wenn er mich meint, dann meint er mich als komplette Persönlichkeit – auch meinen Körper.
Wenn ich spüre, daß ich für einen Mann schön bin, dann kann sich meine Seele öffnen und hinausbegeben. Aber wenn ich dieses Gefühl nicht habe, dann bleibt alles innen, dann gebe ich mich nicht her.
Diese innere Berührung, die den Wesenskern trifft, die würde ich gerne mit einem jüngeren Mann haben. Daß ich das nie mehr erlebt habe, das ist wie eine Wunde in meinem Leben. Ich bin um meine wichtigsten Bedürfnisse und Verwirklichungsmöglichkeiten gekommen.
Ich unterdrücke meine Sehnsucht nach Zärtlichkeit, nach Sexualität, und das fordert eine große Selbstbeherrschung von mir. Das ist ein Punkt des großen Unglücks in meinem Leben.
Früher habe ich mich oft selbst befriedigt, und manchmal tue ich es immer noch. Ich hätte natürlich lieber einen Mann. Aber um meinen Körper zu spüren, ist es besser als nichts.

Heute komme ich ohne Sexualität einigermaßen aus. Aber ich habe viele Jahre darunter gelitten.
Hin und wieder sehe ich einen Mann, der mir gefällt. Die Möglichkeiten sind aber mit 70 einfach eingeschränkt. Die Gleichaltrigen interessieren mich nicht. Die mag ich gerne, und es ist sofort eine Nähe da, durch die Generationsgemeinschaft. Mit sexueller Anziehung hat das nichts zu tun.
Ich habe heute auch andere Ansprüche an einen Mann. Mit 20 war es mir genug, ein oder zweimal mit einem Mann ins Bett zu gehen, weil ich gar nicht mehr von ihm haben wollte und weil ich selber nicht mehr zu geben hatte. Das habe ich oft genug gehabt, das will ich nicht mehr.
Ich will als das, was ich wirklich bin, geliebt werden. Ich will, daß es ihm Spaß macht, wenn ich irgendwelche intellektuellen Spielereien mache. Ich will, daß es ihm Spaß macht, wenn ich mich in etwas verbiestere. Ich will, daß es ihm Spaß macht, wenn ich schlechter Laune bin. Das will ich: daß er all das schätzt, was ich bin!
Andererseits habe ich immer einen Mann gewollt, der mir überlegen ist, der mich besiegt. Da denke ich immer an die Nibelungensage. Wie Brunhild Siegfried gehaßt hat, weil ER sie besiegt hat. Und Gunter war schwach, und darum hat sie ihn nie geliebt.
Ich will einen Mann haben, der klüger ist, der die Welt besser kennt, der mich beschützt. Ich will, daß er mich lobt, daß er der potentere, der geistreichere ist.
Und all das ist unvereinbar mit dem, wie ich bin.
Das ist die Frage, die man sich selber stellen muß: Will man so sein wie man ist, dann muß man sagen, was man sagen will. Wenn man sich vergewaltigt und es nicht tut, dann läuft vielleicht die Partnerschaft eine Weile besser, aber man ist nicht glücklich dabei.
Diese klugen Männer, die ich lieben könnte, die lieben mich nicht. Die wollen ein Gegenbild. Meine Mutter war auch

keine einfache Frau. Aber sie war Sängerin und hat meinem Vater ihre Musikalität geschenkt, die er nicht hatte. Das hat er an ihr geliebt. Und so sehr mein Vater mich geliebt und gefördert hat, ich wäre bestimmt nicht die Frau gewesen, die ihn erfüllt hätte.
Ich würde mir immer noch wünschen, daß meine Träume in Erfüllung gehen. Aber ich halte es nicht für wahrscheinlich. Ich bin einfach immer an die falschen Männer geraten. Ich will nicht sagen, daß es nicht möglich gewesen wäre, den richtigen zu finden. Aber es hätte eben ein ganz besonderer sein müssen.
Durch meine Intelligenz und durch meine Bestimmtheit überfordere ich die Männer. Sie können eine geistig starke Frau nicht verkraften.
Ein Freund meines Mannes hat einmal zu ihm gesagt:
»Was will sie denn, sie soll den Besen schwingen.«

Am ersten Donnerstag im Monat essen sie immer bei ihrer Mutter. Und obwohl die Schwierigkeiten, die sie schon als Kinder miteinander hatten, nur durch eine dünne Schicht »Erwachsenenvernunft« überdeckt werden, haben Julia und Thomas doch einiges gemeinsam:
Sie sind beide gutaussehend.
Sie sind beide beruflich erfolgreich.
Sie sind beide geschieden.
»Wie kannst du es ertragen«, sagt Thomas scheinbar besorgt und wetzt das Messer unterm Tisch, »daß du für diesen Mann bezahlst? Es ist doch wirklich peinlich, wie du im Restaurant die Geldbörse zückst.«
Julia lebt mit einem jungen Studenten zusammen. Sie macht kein Hehl daraus, daß er in ihrer Penthousewohnung logiert und daß sie seine Rechnungen bezahlt. »Die Männer in meinem Alter«, pflegt sie zu sagen, »sind neurotisch oder selber erfolgreich und haben keine Zeit. Warum soll ich mir das Leben schwer machen, wenn ich es schön haben kann?«
Und bevor die Mutter den Satz sagen kann, den sie jeden Donnerstag sagt: »Ruhe, Kinder, bei Tisch wird nicht gestritten«, setzt Julia fort:
»Was stört es dich, wenn ich für einen Mann bezahle? Du bezahlst doch schon dein ganzes Leben lang. Und deine Freundinnen, die du mit Reisen an ungewöhnliche Orte beeindruckst, werden auch jedes Mal jünger.

Es gibt nur einen Unterschied: Wenn du es tust, nennt man das ›verwöhnen‹.
Wenn ich es tue, kaufe ich Liebe, und der Mann ist ein Gigolo.«

»Im Bett hab' ich die Initiative ergriffen, und er war glücklich darüber.«

Rosa L., 78 Jahre alt

Rosa beobachtet mich vom Balkon im zweiten Stock und ruft herunter: »Ich habe Sie mir ganz anders vorgestellt, viel älter.«
Ich habe sie mir auch ganz anders vorgestellt. Die Frau, die vom Balkon lacht und sich durchs rote Haar fährt, hat die Ausstrahlung und die Bewegungen einer Jungen. Wie sie sich über die Brüstung lehnt, neugierig und offen, die runden Oberarme selbstbewußt aufgestützt, käme niemand auf die Idee, daß sie im Mai 78 wurde.
»Wir können uns leider nicht auf dem Balkon unterhalten«, sagt sie schon an der Wohnungstüre, »da hören die Nachbarn alles mit. Ich kann mich auch nicht oben-ohne in die Sonne legen, obwohl ich einen schönen Busen habe. Da wird sofort geklatscht. Ich bin eine alleinstehende Frau, ich muß auf meinen Ruf achten. Vielleicht ist es besser für mich, wenn ich Ihnen nicht alles erzähle.«
Aber als wir dann in ihrem gemütlichen Wohnzimmer sitzen, Rosa breithüftig und gutgelaunt auf dem Sofa, vergißt sie ihre Vorbehalte und unterbricht sich nur manchmal, um mir Fotos ihrer Männer zu zeigen oder dem Wellensittich zu sagen, er solle seinen Schnabel halten.
Später, als Rosa für Gäste kocht, zeigt sie mir ihren Busen, bevor sie in den Küchenkittel schlüpft. »Sehen Sie her, ist er nicht ganz präsentabel?« Um ihn ganz schnell, halb stolz, halb verschämt, wieder in der spitzenbesetzten Unterwäsche verschwinden zu lassen. In Unterwäsche, wie sie Frauen tragen, die begehren und begehrt werden wollen.

Mit meinem ersten Mann war ich vier Jahre verheiratet. Der Krieg hat uns getrennt. Ich konnte nachher nichts mehr mit ihm anfangen. Da war nur noch Kälte und Enttäuschung.
Mein zweiter Mann war Offizier. Wir haben uns ganz gut vertragen, vor allem im Bett. Aber es war keine innere Bindung da. Er war sehr fesch, aber das war mir zu wenig. Nach sieben Jahren kam die Scheidung. Ich war immer so. Wenn

ich nicht gekriegt habe, was ich wollte, dann wollte ich lieber gar nichts.

Meinen dritten Mann, den Gustl, den kannte ich schon ewig. Wir sind uns immer wieder über den Weg gelaufen. Zwischendurch hatten wir auch eine intime Beziehung. Er hat mich seit Jahr und Tag verehrt. Er war ein wunderschöner Mann, alle meine Freundinnen haben mich um ihn beneidet. Nach der Scheidung wollte der Gustl mich sofort heiraten. Aber ich habe abgelehnt. Ich war innerlich noch nicht mit meiner Scheidung fertig. Es hat mich sehr getroffen, daß jetzt schon meine zweite Ehe in die Brüche gegangen ist. Aber mein zweiter Mann hat genug dazu getan. Es gab keine andere Frau, aber dafür seine Mutter. Sie hat mir immer vorgeworfen, daß ich zu wenig gut koche. Es wurde alles von mir verlangt, und er war der Herr und Gebieter.

Trotzdem habe ich, als der Gustl um meine Hand angehalten hat, nein gesagt. Ich fand das sehr anständig von mir. Ich wollte eine Zeitlang allein sein und nicht von einer Ehe in die andere laufen. Der Gustl war beleidigt und hat gesagt: »Jetzt hast du einen Freund verloren.«

Ich habe lange nichts mehr von ihm gehört. Plötzlich, nach drei Jahren, waren Rosen und ein Brief vor meiner Tür.

Damit hat die Beziehung zum Gustl wieder angefangen. Es war eine wunderbare Zeit. Ich bin immer schon am Mittag zu ihm gefahren, und seine Haushälterin hat mich gefragt: »Frau Rosa, was soll ich kochen?«

Der Gustl war 13 Jahre älter als ich und vorher schon dreimal verheiratet. Wenn ich ihn ärgern wollte, hab' ich gesagt: »Vierte Frau bittet um Erlaubnis ...«.

Nach der Hochzeit bin ich sofort in Pension gegangen. Ich habe bei einem amerikanischen Konzern gearbeitet. Als Buchhalterin. Es wäre unmöglich gewesen, mit dem Gustl als Mann weiter zu arbeiten. Er wollte in der Früh lang schlafen und am Abend ins Theater oder essen gehen. Ich

habe es aber nie bereut, daß ich meinen Beruf aufgegeben habe.
Seine Haushälterin hat Knall und Fall gekündigt. Sie wollte keine andere Frau im Haus. Wahrscheinlich war sie selbst in ihn verliebt. Wenn sie am Abend gegangen ist, hat sie immer gefragt: »Herr Doktor, brauchen sie noch etwas von mir?«
Der Gustl war gewohnt, daß für ihn gekocht wird. Er konnte nicht kochen. Aber er hat mir immer dabei geholfen. Er war eine Seele von einem Mann.
Wir waren die ganzen 13 Jahre bis zu seinem Tod total glücklich. Es war eine Beziehung bis ins tiefste Innere. ER war meine große Liebe. Sexuell war vielleicht mein zweiter, der Offizier, begabter. Der Gustl ist immer ein wenig zu schnell gekommen. Aber es war trotzdem wunderbar. Er hatte magnetische Hände und hat mich so schön streicheln können.
Sein Tod war ein Schock für mich. Er ist an einer Lungenembolie gestorben. Das Krankenhaus hat mir ein Telegramm geschickt. Ich wollte es nicht glauben.
Ich habe ihn nicht mehr tot gesehen. Seine Tochter aus einer vorigen Ehe hat gesagt: »Laß ihn uns so in Erinnerung behalten, wie er war.« Vielleicht hatte sie recht. Ich bin jedenfalls nicht mehr hingegangen. Ich sehe ihn so vor mir, wie am letzten Tag im Krankenhaus: braungebrannt und schön, in seinem blauen Schlafanzug. ...
Ich war 70, als er gestorben ist. Ich habe alle Fotos von unseren gemeinsamen Reisen in der Wohnung ausgebreitet. Und dann habe ich mich daran geweidet, wie schön es mit ihm war. Und ich habe gewußt, das darf nicht verschwinden, das muß wie ein Licht, eine Sonne sein. Und so ist es auch geblieben.
Wenn es mir manchmal seelisch dreckig geht, dann kommt die Erinnerung wieder. Das ist ein Glück, das hat nicht jeder. Es wirkt in mir nach. Es kann nie verschwinden.

Meine nächste Liebe war der Kurt. Er war 12 Jahre älter als ich, groß und fesch. Ein musikalischer Mann mit Niveau. Er war eine Altersliebe. Wir waren uns in unserem Denken sehr ähnlich. Aber an den Gustl konnte er nie heranreichen.
Der Kurt hat ein Jahr nach dem Tod meines Mannes seine Frau verloren. Seine Familie hat ihn ins Altersheim gebracht. Zuerst haben sie es mit Essen auf Rädern versucht, aber er war seelisch völlig durcheinander. Er konnte den Tod seiner Frau nicht verkraften, obwohl es keine gute Ehe war.
Ich kannte ihn kaum. Er war ein angeheirateter Verwandter. Eines Tages haben mich seine Söhne gebeten, mich um ihn zu kümmern, weil sie wegfahren wollten.
Es war Kismet. Ich bin ins Altersheim gegangen und habe ihn sofort erkannt. Er ist traurig unter einem Baum gesessen, und ich wollte ihn aufheitern. Ich habe keine anderen Absichten gehabt. Wir haben Ausflüge gemacht und sind miteinander in Konzerte gegangen.
Ich habe nicht gedacht, daß er sich noch für Frauen interessiert. Er hat ihnen zwar nachgeschaut, aber mehr nicht.
Ich habe ihn dann einmal zum Essen eingeladen, da hat er plötzlich gesagt: »Sollen wir uns lieben?«
»Natürlich«, hab' ich gesagt. Es war wie im Film.
Ich war schon vorher in ihn verliebt. Aber ich habe nichts unternommen. Der Tod seiner Frau war ja erst ein halbes Jahr her.
Im Bett hab' ich die Initiative ergriffen. Ich kann das ja. Und er war glücklich darüber. Er mußte sich nicht anstrengen. Er war ja immerhin schon über 80. Er war aber sehr potent. Seine Frau hatte eine Scheidenoperation, und der Arzt hat zu ihm gesagt: »Herr Ingenieur, da geht nix mehr.« Vielleicht war er deswegen so potent. Er hat ja in der Ehe nichts gemacht.
Nach einer Weile habe ich dem Kurt meinen Wohnungsschlüssel gegeben, und er ist jeden Nachmittag, nachdem ich geruht hatte, zu mir gekommen und hat mich sanft geweckt.

Nach einem Jahr ist er zu mir gezogen, ins Zimmer vom Gustl. Der Verwandtschaft war das gar nicht recht. Sie haben immer hinter mir getuschelt: »Jetzt zieht der Kurt zur Rosa. Wenn das nur gutgeht ...« Alle haben gerätselt: »Tun sie es oder tun sie es nicht?« Nach einer Weile haben sie dann gesagt: »Sie tun es, man sieht es ihr an.«
Seine Söhne und vor allem die Schwiegertochter, haben es dann aus egoistischen Gründen gut gefunden, daß er bei mir wohnt. Das hat ihnen eine Menge Verantwortung abgenommen. Sie haben nur gesagt: »Dem Vater tut es gut. Aber der Mutter wär' es nicht recht.«
Unsere Liebesgeschichte hat leider tragisch geendet. Der Kurt hat an Gefäßverengung gelitten, er war ein starker Raucher. Eines Tages mußten sie ihm ein Bein abnehmen. Aber es gab keine Hilfe mehr. Er ist jämmerlich gestorben.
Ich war 74 Jahre alt und seelisch völlig fertig. Der Gustl hat ja wenigstens einen gnädigen Tod gehabt. Aber der Kurt hat so schrecklich leiden müssen, und ich habe das alles mitangesehen.
Aber dann geht das Leben trotzdem weiter. Ich habe das Glück, daß der Alterungsprozeß bei mir langsam fortschreitet. Ich habe zwar ein wenig schlaffe Oberarme, aber mein Busen ist immer noch beachtlich. Ich bin eher zu dick, aber dadurch ein bißerl fester. Es ist mir nie in den Sinn gekommen, daß meine alte Haut ein Hindernis für meine sexuellen Beziehungen sein könnte. Ich hatte auch nie eine trockene Scheide. Wahrscheinlich, weil ich immer eine Beziehung hatte. Mein Frauenarzt hat mir vor drei Jahren gesagt: »Sie können etwas für sich tun« und hat mir ein Gleitmittel verschrieben. Ich habe es aber nie gebraucht.
Für den Mann, mit dem ich jetzt manchmal schlafe, ist mein Alter auch kein Problem. Er war mein erster Verlobter und ist jetzt geschieden. Er kommt mich immer wieder besuchen. Und wir vergnügen uns sehr.

Ich genieße, was es noch gibt.
Letzthin ist ein ehemaliger Kollege aufgetaucht, der ist auch frisch geschieden und hat mich zu einem Bootsurlaub eingeladen. Aber das war mir zu direkt. Wie wenn ich an einem sexuellen Notstand litte und nur auf ihn gewartet hätte. Es erschien mir auch meinem jetzigen Liebhaber gegenüber nicht fair. Obwohl er nicht mehr so oft kann, weil er einen Herzinfarkt hatte.
Ich steuere meine sexuellen Wünsche so bewußt, daß sie sich nicht verstärken. Ich unterdrücke sie eher.
Jeder Mensch hat ein gewisses Kontingent an Liebe, die er bekommen kann. Man muß nicht darüber hinaus versuchen noch und noch zu wollen, bis man sich der Lächerlichkeit preisgibt.
Nach dem Gustl und dem Kurt kann ich mir auch gar nicht mehr vorstellen, wieder mit einem Mann zu leben. So ein Glück kann man nicht dreimal haben.
Umarmen hat seine Zeit.

Inge rückt näher an mich heran. Der altmodisch gestreifte Stoff der Kaffeehausbank wird von ihrer Schulter verdrängt, die sich an die meine preßt. Ganz leise, als ginge es um etwas Ungeheuerliches, sagt sie: »Stell dir vor, sie tun es wieder. Meine Schwiegermutter und ihr Mann schlafen nach 30 Jahren wieder miteinander.«

Die Schwiegermutter ist eine sehr katholische Frau, und in der Verwandtschaft wird immer noch gerne die Geschichte vom Ende ihres Liebeslebens zum besten gegeben:

»Wir dürfen jetzt eigentlich nicht mehr«, sagte die Schwiegermutter zu ihrem Mann, als sie in die Wechseljahre kam.

»Das trifft sich gut«, meinte er, »ich hatte ohnehin keine Lust mehr.«

Sie war jahrelang gekränkt, daß er so kampflos den ehelichen Pflichten entsagte.

Und jetzt tun sie es wieder.

»Die Schwiegermutter ist seit langem krank, und ihr Mann pflegt sie. Er zieht sie an- und aus, er wäscht sie, er cremt sie ein, damit sie sich nicht wundliegt. ...

Und dabei – es ist kaum zu glauben – hat es sich ergeben.

Jetzt schlafen sie wieder miteinander.

Und die Kirche, die ist ihr jetzt auch egal.«

»Ohne einen Mann im Bett möchte ich nie leben.«

Elisabeth H., 60 Jahre

Als ich sie zum ersten Mal treffe, ist die Distanz des großen, gläsernen Schreibtisches zwischen uns. Elisabeth ist die Vorstandsdirektorin des Chemiekonzerns und ich die Journalistin, die sie mit Umweltfragen löchert. Kühl und souverän pariert sie meine Angriffe, unterbrochen von Angestellten, die mit einem »Bitte Frau Direktor, sofort, Frau Direktor« in devoter Körperhaltung immer neue Unterlagen bringen.

Ihre Stöckelschuhe sinken im mauvefarbenen Teppich ein, als sie mich zur Türe begleitet. Ich bewundere ihre klassische Eleganz und ihren Stil: eine Managerin im maßgeschneiderten Seidenkostüm. Jede Naht sitzt perfekt, jeder Satz sitzt perfekt.

Als ich sie ein Jahr später auf einem Sommerfest treffe, erkenne ich sie kaum wieder. Frau Direktor privat: Mit einer zarten Perlenkette auf der gebräunten Haut, in einem schwarz-weiß gestreiften Kleid, das ihre hübsch gerundeten Schultern freigibt. Eine Frau, die ihre Weiblichkeit unterstreicht.

»Am Montag ist alles wieder anders«, sagt sie. »Man darf sich in so einer Position nie schwach zeigen, sonst trampeln die Männer auf einem herum.«

Meine erste sexuelle Erfahrung hatte ich mit einem älteren Mann. Er war mein Professor Higgins. Ich kam vom Land, und er hat mich zu seinem Geschöpf geformt. Er hat mich zum Frisör geschickt, mir gezeigt, wie man sich anzieht und wie man spricht.

Als er mich vom Landkind zu einer Dame gemacht hatte, sagte er eines Tages: »Ich habe dich nur eine Rolle spielen lassen. Lies das Buch: *Ich war ein häßliches Mädchen*, da wirst du deine Geschichte wiederfinden. Ich wollte einmal so eine Inszenierung erleben, aber jetzt bist du perfekt, es ist vorbei.«

Ich war 19, und für mich ist eine Welt zusammengebrochen. Ich war gedemütigt und verletzt und habe lange gebraucht, um meine Wunden zu lecken.
Mit 22 habe ich einen Mann geheiratet, der 10 Jahre älter war als ich. Wir haben uns sehr geliebt. Er war mein Freund und mein Partner. Wir konnten keine Kinder haben, aber es war nicht so wichtig. Wir haben uns selbst genügt.
Ich war 52, als Fred starb. Es war schrecklich. Nach 28 Jahren war ich plötzlich allein.
Niemand, der mir die Türe öffnet, wenn ich von der Arbeit komme, niemand, der mich in die Arme nimmt. Es war so eine wunderbare Geste, und ich konnte mich für einen Moment ausrasten. In Wirklichkeit war er auch kein Mann zum Anlehnen, und ich mußte immer die Starke sein. Aber wahrscheinlich hätte ich einen starken Mann gar nicht ausgehalten. Entsetzlich! Wir hätten uns ein ganzes Leben lang bekämpft. Man wählt sich schon genau den Mann aus, den man braucht. Und dann war er plötzlich weg. Ich war wie ausgehöhlt.
Beim Leichenschmaus war ich so verzweifelt, daß ich nur einen Wunsch hatte: Ich wollte mich ins Auto setzen und mich umbringen – aber ich hatte keinen Führerschein.
Das war dann das erste, was ich nach seinem Tod getan habe: Ich habe gesehen, wie abhängig ich von ihm gewesen bin und habe meinen Führerschein gemacht.
Wir hatten ganz wenige Freunde, weil Fred gerne mit mir allein war. Aber auch diese wenigen haben sich zurückgezogen. Die Menschen können schlecht mit dem Tod umgehen. Man meidet Trauernde lieber. Und später hatten die Frauen Angst, ich könnte ihnen ihre Männer wegnehmen. Sie haben mich nicht mehr eingeladen.
Ich mußte mir einen ganz neuen Freundeskreis schaffen. Einige Kunden haben sich um mich gekümmert, ich lernte einen Künstler kennen, der mich in seine Kreise eingeführt hat. ... Man braucht Zeit, bis sich alles wieder normalisiert.

Nach außen muß man bald wieder lachen. Zwei-, dreimal darf man über seinen Schmerz klagen, aber dann ist man uninteressant, und die Leute sagen: »Die soll allein jammern.« Man muß immer die Fröhliche sein, auch wenn einem gar nicht danach zumute ist.

Aber nach einiger Zeit fängt man wieder zu leben an. Ich hätte nicht geglaubt, daß ich wieder Freude empfinden könnte. Drei Jahre waren nach Freds Tod vergangen, bis ich wieder einen Mann in meinem Bett hatte. Ich lernte ihn in einem Espresso in der Nähe meiner Wohnung kennen, in das ich manchmal ging, wenn ich vor Einsamkeit nicht schlafen konnte. Er war ein Kurde. Ein wunderschöner Mann. Er trug Pluderhosen und genagelte Stiefel. Nach ein paar Wodka habe ich ihn mitgenommen.

Mit ihm habe ich meine Bedürfnisse wiedererkannt. Es war sehr befreiend. Von da an ergab sich immer wieder etwas.

Einmal war ich in einen jungen Mann aus meiner Firma verliebt. Er war alles für mich: geliebtes Kind, Bruder, Mann ... Er war so respektvoll und gutaussehend und vor allem so gesund. Mein Mann hat sich ja durch seine Krankheit immer mehr aufgelöst. Jeden Tag, wenn ich ihn im Krankenhaus besucht habe, war weniger von ihm da. Wenn ich ihn angegriffen habe, hatte ich das Gefühl, er zerfällt unter meinen Händen.

Und dann kommt so ein strahlender, sportlicher Bursche ... Er hat gesagt: »Ich bin allein, ich stehe dir zur Verfügung.« Wir sind miteinander essen gegangen, in mein Haus in die Toskana gefahren, es war sehr erotisch ... Ich hätte gerne mit ihm geschlafen. Es hat sich nie ergeben. Aber es war immer eine unglaubliche Spannung zwischen uns.

Bis ich eines Tages draufgekommen bin, daß er mich belügt. Daß er mit einer Frau zusammenlebt. Später hat er sie auch geheiratet.

Er war völlig berechnend und hat sich mir nur genähert, weil

er meinen Posten in der Firma haben wollte. Es war widerlich. Er hat mir jeden Tag ins Gesicht geschaut und ununterbrochen gelogen.
Ich habe mich aus diesem Schmerz und der sexuellen Bedrängnis befreit, indem ich mir einen Liebhaber gefunden habe, der ihm optisch sehr ähnlich sah. Ein Mann mit ein bißchen Niveau, aber kein Partner. Mit dem habe ich diesen Stau abgebaut und die Spannung gelöst. Ich habe ein paar Mal mit ihm geschlafen, und damit war die Bindung an den Mann aus der Firma weg.
Jetzt verläuft mein Leben in geregelten Bahnen. Ich habe eine schöne Beziehung zu einem verheirateten Mann, die über eine sexuelle Nutzgemeinschaft hinausgeht. Ich habe kein schlechtes Gewissen dabei, denn er würde seine Frau sowieso betrügen. Und eine andere Frau würde ihn vielleicht auch noch finanziell ausnützen. Ich ziehe zumindest keinen Vorteil aus dieser Beziehung. Ich habe selber genug Geld. Wir haben es schön miteinander, und ich treffe ihn oft genug, damit meine Bedürfnisse befriedigt werden.
Ich wünsche mir nicht, daß er sich scheiden läßt. Ich möchte mich nicht mehr binden. Man glaubt gar nicht, wie eigenbrötlerisch man wird mit der Zeit. Ich habe keine Lust mehr, im Alltag auf einen Mann Rücksicht zu nehmen. Ich will zum Beispiel meine Freunde in mein Haus einladen und nicht jedesmal nachfragen, ob es recht ist. Ich brauche meinen Freiraum.
Natürlich fühle ich mich manchmal einsam. Man wünscht sich ja doch, daß man das Alter Hand in Hand mit einem Mann verbringt, der einen in die Arme nimmt, der breite Schultern hat. Aber es ist eine Illusion, die nur im Kopf stattfindet. Im nächsten Moment, wenn ich so ein altes Ehepaar sehe, das voneinander angewidert ist, dann denke ich mir wieder, diese Wonne und Waschtrogliebe ist doch eine Lüge!

Ohne einen Mann in meinem Bett möchte ich trotzdem nie leben. Allein sein ist manchmal ganz schön – aber nur für eine gewisse Zeit.

Ein kalter, verregneter Morgen am Münchner Viktualienmarkt. Keine gute Stimmung für ein Gespräch über Erotik.
»Was geht Sie das an?«, sagt die Wurstverkäuferin, und ich sehe meine Chancen, eine »g'standene Marktfrau« zu befragen, immer mehr schwinden.
Die alte Frau mit den getrockneten Blumen lächelt mich an, als ich vorbeigehe, müde von der erfolglosen Suche nach einer »einfachen« Frau.
Ich fasse ein letztes Mal Mut und suche mir ein paar Strohblumen aus.
Geduldig sitzt sie da, fast ungeschützt unter ihrem Schirm. In einem dicken, schäbigen Mantel, darüber eine grüne Schürze. Sie kann nicht älter als 65 oder 70 sein.
»Mit mir können Sie nicht über mein Leben reden«, sagt sie verbittert. »Ich will mich gar nicht zurückerinnern, sonst kommt mir das Grausen. Ich bin jetzt 90 Jahre alt und muß immer noch Blumen verkaufen, weil meine Rente nicht reicht. Mein ganzes Leben habe ich nur gearbeitet.
Eines können Sie mir glauben: »Wenn man soviel arbeiten muß, vergeht einem die Lust auf Sex!«

»Die Monogamie ist eine Lüge.«

Lotti Huber, 78

Alles an ihr ist theatralisch und gleichzeitig echt. Doppelt geklebte Wimpern unter samtenen Augen voller Gefühl, das Haar in einer kühnen Konstruktion hochgetürmt, von einem Seidenband umschlungen. Eine Wohnung wie eine Bühne. Große Spiegel, glatte Böden, die zum Tanzen einladen, Stangen voll mit Theaterkostümen. In wallenden Gewändern genießt sie ihren Auftritt. Katzenhaft und leicht, trotz ihrer Fülle.

»Ich möchte dich bitten, hemmungslos draufloszufragen, alles andere ist verlorene Zeit«, sagt sie anstelle einer Begrüßung.

Zeit ist kostbar im Leben von Lotti Huber. Sie bringt gerade eine Schallplatte heraus, dreht einen Film und vermarktet ihr Buch mit dem Titel *Diese Zitrone hat noch viel Saft.*

Es ist die Geschichte ihres Lebens, und als sie mir an diesem Nachmittag davon erzählt, bietet sie ein komplettes Schauspiel mit Bewegung und Gesang. Sie braucht wenig Requisiten dazu. Ihre tiefe Stimme, ihre ausdrucksvollen Gesten und manchmal Klaviermusik als Hintergrund. Und wenn sie mir die schwierige Beziehung zu einem Mann erklärt, dann tut sie es mit einem Gedicht, frei nach dem indischen Dichter Tagore. Halb spricht sie es, halb singt sie es, und ich möchte, daß sie nie mehr aufhört:

»In einem Käfig war der zahme Vogel, der freie Vogel war im Walde.

Als ihre Zeit gekommen war, trafen sie sich.

So wollte es das Schicksal.

Der freie Vogel ruft: Oh Liebster, laß uns zum Walde fliegen. Der Vogel im Käfig zwitschert: Komm her, laß uns beisammen im Käfig leben.

Sagt der freie Vogel: Wo ist denn Platz, hinter Stäben seine Flügel zu spreizen.

Oh weh, ruft der Vogel im Käfig, wo sollte ich mich in den Wolken ausruhen. Ohne Stange?

Der freie Vogel ruft: Mein Liebling, singe die Lieder der Wälder mit mir.

Der Vogel im Käfig sagt: Weh mir, ich kenne sie nicht, deine Lieder der Wälder.

Ihre Liebe ist heiß, voll Verlangen. Doch können sie nie Schwinge an Schwinge fliegen. ...«

Bevor Rührung aufkommt, springt sie vom letzten Ton sofort wieder in einen neuen Satz und sagt: »Eine alte Frau hat mich einmal angerufen und mich beschimpft und gesagt: ›Wo bleibt denn die Würde des Alters?‹, und ich sagte: ›Sie haben eine falsche Nummer gewählt, die wohnt nicht hier.‹«

Was heißt denn überhaupt: Würde des Alters? Würde des Menschen, Würde des Kindes, Würde des Lebens. Die Würde ist überall. Aber wenn man alt geworden ist und nichts im Kopf hat als nur dazusitzen und seine Blumen zu gießen, das ist doch nicht Würde. Das ist Bürde.

Wenn ich das schon höre: »Also zu meiner Zeit ...« Und dann wird alles in einem rosigen oder grauen Licht dargestellt. NEIN! Jetzt und hier, das ist das Leben. Erfahrung ist gut. Die sollte man niemals vergessen und das Wissen genießen, das man dadurch erlangt hat. Aber man muß doch nicht immer zurückschauen.

Es ist ganz egal, was man macht. Man muß am Leben teilnehmen. Man darf niemals aufgeben.

Ich habe ein sehr abwechslungsreiches und interessantes Liebesleben gehabt. Jetzt genieße ich die Kreativität, die aus dieser Erfahrung kommt. Hat es jemals einen Eunuchen gegeben, der kreativ gewesen ist? Es gibt keinen solchen großen Schriftsteller, keinen Bildhauer, keinen Maler. Nimm die Sexualität weg, und der Mensch ist steril. Im wahrsten Sinne des Wortes.

Die Erotik ist eine Sublimation, eine Übersetzung der Sexualität. Wenn ich die nicht hätte, dann könnte ich gar nicht arbeiten, dann wäre ich fossilisiert, dann hätte ich keine Ausstrahlung.

Sexualität ist die einfachere Form. Das ist, wenn der Ochs mit der Kuh es tut. Daran habe ich kein Interesse mehr. Der Akt, den Penis eines Mannes in mich eindringen zu fühlen,

was ist das schon? Du schläfst mit jemanden, und dann ist es vorbei. Ein Feuer, das rasch verlöscht.
Die Erotik hört nie auf. Die Nähe, die Berührung, die Atmosphäre, all das ist viel wichtiger. Eine Frau, die das nicht weiß, die nicht erotisch ist, wird ihren Mann verlieren.
Ich finde ältere Männer unglaublich erotisch. Man sieht ihnen das Wissen an, man sieht ihnen das Drama an, das sie gelebt haben – hinreißend.
Aber Erotik ist auch, wenn ich eine schöne Vase sehe oder einen schönen Stoff oder einen schönen Schmuck. Erotik ist meine Katze, wenn sie mit ihren wunderbaren Bewegungen durch mein Studio geht. Erotik ist eine schöne Hand, ein schöner Mund, wie einer ein Glas füllt, wie er sich über die Stirn streicht, wie er ein Buch nimmt. ...
Männer, die nicht erotisch sind, haben für mich nie existiert. Sie haben mich nur gelangweilt.
Ich bin einmal mit einem Mann zum Essen ausgegangen. Die Art, wie er die Seezunge zerlegt hat, mit seinen schönen Händen, das war unglaublich erotisch. Und ich habe mir gedacht: »Laß mich deine Seezunge sein.« Da habe ich ihn geheiratet.
Ich drehe jetzt gerade einen Film, da tanze ich mit einer Schlange, die ist drei Meter lang. Die kommt mit ihrem Zünglein an mein Gesicht und fährt mir durch die Haare. Und wenn ich diese glatte, herrliche Haut streichle und an ihrem Körper mit meinen Fingerspitzen entlanggehe, das ist für mich erotisch.
Mit 42 habe ich meine zweite große Liebe erlebt. Meinen Mann, der vor 18 Jahren gestorben ist. Wir hatten viele sinnliche, sexuell aufregende Stunden. Unsere Beziehung hat sich weiterentwickelt und ist nicht in Stumpfsinn geendet.
Eines glaube ich nicht, und das soll mir niemand vormachen, daß die sexuelle Leidenschaft, der sexuelle Wunsch nach einander, ein ganzes Leben lang hält. Das ist gegen die Natur.

Die Natur will das Primitive, das Bäumchen, Bäumchen wechsle dich. Das ist die Wahrheit. Die Monogamie ist eine gesellschaftliche Erfindung. Sie ist eine Lüge und funktioniert nicht. Und darum gibt es immer wieder große Ehetragödien.

Du hast deinen Mann genossen und er dich. Eines Tages wachst du auf und stellst fest: Du hast keine Lust mehr. Es ist vorbei. Die Natur hat dir die Lust genommen.

Und wer sagt, daß es anders ist, daß er 30 Jahre lang gern mit demselben Partner schläft, der lügt.

Erotik, ja, Freundschaft, ja, Liebe, ja. Das ist eine andere Dimension. Und wer die schafft, der kann eine Beziehung ein Leben lang halten.

Doch solange eine Frau oder ein Mann im besten Alter sexuelle Träume und Wünsche hat, muß man sie nicht nur mit dem eigenen Partner erfüllen. Man MUSS fremdgehen.

Als ich gemerkt habe, daß mein erster Mann fremdgeht – wir waren 10 Jahre verheiratet –, hatte ich verstanden, daß wir die Gesetze der Natur erfüllt hatten, daß es vorbei war. Wir waren so verschieden, daß wir uns nichts mehr zu geben hatten, nachdem die sexuelle Leidenschaft weg war. Da habe ich zu ihm gesagt: »Liebling, it was a wonderful time, aber es ist genug. Laß uns als Mann und Frau auseinandergehen und gute Freunde werden.« Nicht mit Drama, nicht mit »Du Schwein hast mich betrogen« und all diesem Quatsch.

Und so ist es gewesen. Mein zum Schluß langweiliger Ehemann hat sich in einen wunderbaren Freund verwandelt. Und ich habe ihm die Gelegenheit dazu gegeben.

Eine Schlingpflanze zu sein und sich von einem Mann abhängig zu machen, das ist furchtbar. Man muß in sich selber ruhen. Und wenn man das nicht kann, kann man auch nicht lieben und versaut sich sein Leben. Man kann nicht den Partner für sein Glück verantwortlich machen. Das tun

aber die meisten Frauen. Sie lehnen sich an, und wenn dann die Stütze fällt, fallen sie auf den Arsch.
Für mich ist Emanzipation, daß ich mein eigenes Bankkonto habe, daß ich darüber verfügen kann, daß ich meine finanzielle Freiheit habe und damit auch die Freiheit in der Liebe. Was ich dann aus Liebe mache, ob ich vom Kronleuchter springe, ob ich mich dreimal überschlage, ob ich beiße, ob ich schlage oder mich schlagen lasse, ob ich liebe, ob ich schreie, ob ich mich hingebe – das ist dann meine Sache.
Viele Frauen gehen am Leben vorbei. Leben 40 Jahre neben einem Mann. Plötzlich ist der Mann nicht mehr da, und sie sind Witwe. Und jetzt wollen sie schnell, schnell, noch alles nachholen, was nicht gewesen ist. Ihr Körper ist aber nicht mehr der Körper von früher, der begehrenswerte, junge. Wenn so eine Frau sich dann einen jungen Liebhaber nimmt, kann mir doch niemand sagen, daß er sich mit Gier auf diesen alten Körper stürzt. Das geht einfach nicht. Das ist eine Illusion. Ich werde sehr geliebt. Aber ich möchte mit diesem siebzehnjährigen, der mich verehrt und vergöttert und der mir Rosen bringt, nicht schlafen. Wenn ich den über die Bettkante ziehe, der kriegt den Schock seines Lebens.
Mein zweiter Mann ist gestorben, da war ich 60. Er war zauberhaft. Ein typischer Engländer mit Monokel und Dinnerjacket. Ich habe ihn sehr geliebt.
Nach seinem Tod wollte ich zuerst gar nicht mehr weiterleben. Aber dann ging's los, und heute bin ich quietschvergnügt. Ich LEBE und habe nie mehr zurückgeschaut.
Ich habe vielen jungen Menschen Mut gemacht. Sie haben gesagt: »Weißt du, ich habe jetzt keine Angst mehr, alt zu werden. Wenn man SO alt werden kann wie du, dann ist es wunderschön.«
Kinder, habe ich gesagt, herrlich ist es, aufregend ist es. Und wenn Journalisten mich fragen: »Lotti Huber, dürfen wir denn sagen, wie alt Sie sind?« Dann sage ich: »Schätzchen,

du darfst nicht, du mußt! Jede Sekunde meines Lebens habe ich gelebt, habe ich gelitten, habe ich genossen. Das ist MEIN Leben. Warum soll ich einen Tag davon verschweigen?«